AF462041

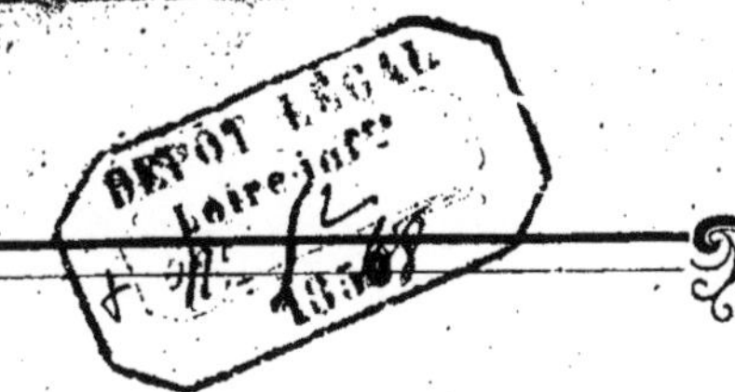

DE LA RAGE

PAR M. ABADIE,

VÉTÉRINAIRE DU DÉPARTEMENT.

NANTES,

Mme Ve C. MELLINET, IMPRIMEUR, PLACE DU PILORI, 5.

1868

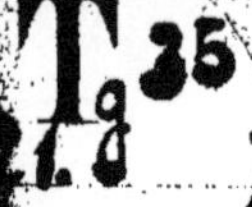

DE LA RAGE

PAR M. ABADIE,

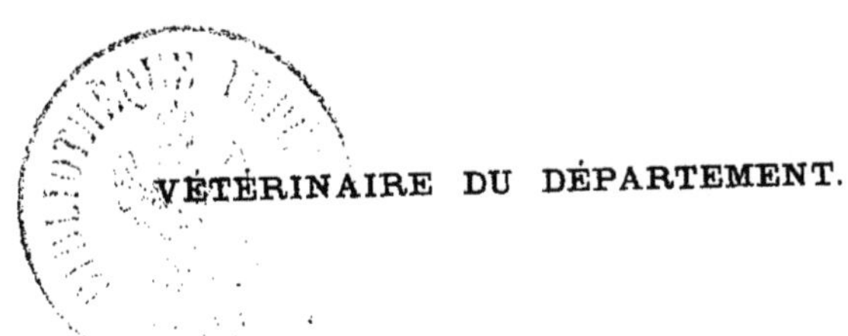

VÉTÉRINAIRE DU DÉPARTEMENT.

NANTES,

Mme Ve C. MELLINET, IMPRIMEUR, PLACE DU PILORI, 5.

1868

DE LA RAGE

PAR M. ABADIE,

VÉTÉRINAIRE DU DÉPARTEMENT.

I.

La rage : tel est le nom de la maladie la plus redoutée et qui impressionne le plus vivement.

Qu'un cas de rage soit signalé, l'opinion publique en est profondément émue : tandis que les uns s'enferment pour éviter le danger dont ils se croient menacés, d'autres, ne consultant que leur courage, se dévouent à poursuivre l'animal, qui sème l'épouvante partout sur son passage.

Une fois le danger conjuré, les plus timides sont quelquefois les plus réfractaires aux précautions dictées par la prudence la plus vulgaire.

Aussi les mesures prises par les administrations, dans un

but tout paternel de préservation d'un mal si cruel, rencontrent-elles les critiques les plus vives, les oppositions les plus opiniâtres, ou tout au moins une négligence passive qui en paralyse complètement l'action.

D'où vient cet état de choses? A n'en pas douter, de l'ignorance où le public se trouve des conditions au milieu desquelles naît et se propage la maladie.

Etablir ce que l'on sait de cette affection, le vulgariser, afin d'en bien pénétrer l'esprit des masses, tel est le but auquel doivent tendre les efforts de la science ; car elle est tout-à-fait impuissante pour guérir le mal une fois déclaré.

C'est pour concourir à ce but, dans la mesure de mes forces, que je publie aujourd'hui ce travail, avec quelques faits qui pourront servir à l'histoire de cette redoutable maladie.

II.

On ne sait pas où, ni quand, elle s'est montrée pour la première fois.

On n'établit pas davantage, du moins d'une manière irréfutable, quelles sont les contrées où elle naît spontanément, celles qui en sont encore préservées et enfin celles où elle aurait été importée et où elle ne serait entretenue que par la contagion.

En effet, il ne suffit pas, pour satisfaire aux exigences de la science, de déclarer qu'une maladie n'a pas encore été signalée dans telle ou telle contrée, pour affirmer que cette contrée jouit d'immunité à cette égard : une telle déclaration n'aurait une valeur réelle qu'autant qu'elle serait le résultat du contrôle des causes de mort, par des hommes compétents, qui n'auraient jamais eu à enregistrer un cas de cette maladie.

Au moment où MM. Decroix, Liard et Borel constataient en Algérie des cas assez nombreux de rage, un professeur de l'école de médecine d'Alger, M. Trollier, écrivait officiellement à M. le Gouverneur général, en 1858, que « la rage n'est » pas dans le cadre nosographique de la colonie. » (1)

D'un autre côté, des renseignements parvenus au Ministère des affaires étrangères et fournis par les médecins sanitaires résidant en Orient, ne laissent aucun doute sur l'existence de la rage dans ces contrées, puisque certaines familles arabes sont, depuis des siècles, en possession de prétendus remèdes contre cette maladie (2).

La morve communiquée à l'homme est un fait resté complètement ignoré en France jusqu'en 1837, où il fut porté à la connaissance du monde médical par M. Rayer. Combien de victimes ont dû succomber, avant cette date, à ce mal hideux ?

Combien de malheureux ont dû périr de la rage en Algérie, avant que l'observation eût établi que ce mal régnait dans cette colonie ?

Il est probable que les régions réputées exemptes de la rage ne possèdent pas une telle immunité. Sous ce rapport, les renseignements qui ont concouru à fonder une telle opinion ont été accueillis trop légèrement et sans avoir été soumis à un contrôle qui, en de pareilles matières, est toujours indispensable.

III.

Aucune espèce n'est réfractaire à l'action du virus rabique. Mais, tandis qu'il est admis que la maladie naît spontanément sur les individus des genres *canis et felis* seulement, on sait

(1) Bulletin de la Société de médecine d'Alger, 1860, page 54.

(2) Bulletin de l'Académie impériale de médecine ; discussion sur la rage ; discours de M. Tardieu, 1863.

aujourd'hui, car l'expérimentation a résolu la question (1), que les herbivores à qui elle a été communiquée, sont aptes à la transmettre, par le dépôt de leur salive, sur une portion des tissus, où elle est mise en contact avec les vaisseaux absorbants. Si, en dehors de l'expérimentation, l'observation ne compte que très peu de faits bien avérés de transmission de la rage des herbivores à leurs congénères ou à des individus d'autres espèces, c'est que leur instinct ne les porte pas à mordre, seule action par laquelle ils puissent déposer le virus dans la profondeur des tissus.

IV.

Il est difficile de préciser la part de la spontanéité dans les cas observés de rage. Pour affirmer que le mal vient d'une telle source, il faudrait rigoureusement prouver que l'animal enragé n'a pas communiqué avec des individus de son espèce depuis une époque antérieure au maximum de délai de la période d'incubation, qui peut dépasser plusieurs mois. Or, quel est le chien, quelque rapproché qu'il vive de son maître, qui soit un temps aussi long sans subir le contact de son semblable.

L'expérimentation pourrait seule résoudre cette question ; mais lorsque le raisonnement suppute les chances de réussite, il se heurte contre des difficultés au-dessus de toute patience humaine : en effet, pendant combien de temps faudrait-il entretenir et observer un certain nombre de chiens, pour qu'un cas de rage se déclarât ? Car ceux qui ne peuvent être positivement rattachés à la contagion, ne constituent qu'une fraction minime si on la compare à la population canine.

(1) Expériences de M. Rey, professeur à l'Ecole vétérinaire de Lyon, publiées en 1842.

Si le rigorisme scientifique doit, avec raison, conserver des doutes, en présence de certains faits, quelque affirmés qu'ils soient par des propriétaires de bonne foi, il ne doit pas cependant négliger de tenir un grand compte de l'opinion des praticiens, sans cesse en contact avec des circonstances qui portent leur esprit à pressentir certaines vérités.

Nantes et ses environs sont, depuis un an, infectés d'une quantité inusitée de chiens enragés. Depuis vingt-cinq ans, c'est la première fois que je vois un pareil spectacle.

Le nombre des chiens errants, semblant abandonnés de leurs maîtres et pourvus ou non de muselières d'un effet illusoire, est toujours très considérable, malgré les razzias que la police en fait faire chaque matin. Cependant, les répurgateurs ne recueillent que très exceptionnellement des cadavres sur la voie publique.

D'un autre côté, il est rare que des chiens enragés soient signalés ou abattus dans les rues. Au contraire, le nombre de ceux dont les symptômes appellent l'attention de leurs maîtres est considérable : c'est à cette dernière catégorie surtout qu'il faut rattacher la majeure proportion des cas de rage.

Or, si la contagion était le seul moyen de propagation de la maladie, il y a une forte présomption que les chiens qui maraudent habituellement dans les rues et sur les places devraient être principalement atteints. Dans ce cas, il paraîtrait naturel de supposer que c'est surtout sur les chiens libres que le mal s'observerait. Alors il y aurait des chiens à abattre sur les rues ou des cadavres à ramasser dans les carrefours ; mais, je le répète, ce n'est qu'exceptionnellement que de pareils faits sont constatés.

Parmi les chiens conduits à ma consultation et reconnus enragés, il en est un grand nombre que leurs propriétaires affirment n'avoir pu être mordus, attendu, disent-ils, que depuis longtemps ils n'avaient été détachés ou n'étaient sortis des cours où ils étaient enfermés que pour se rendre à la chasse, soit en diligence, soit en voiture particulière, et que dans ces diverses circonstances l'œil du maître ne les avait jamais quittés.

Les propriétaires dont les animaux sont moins soigneusement gardés, déclarent presque toujours qu'ils n'ont aucune connaissance qu'ils eussent été mordus.

Mais quand un chien est reconnu enragé, ses victimes sont vite dénoncées à la police, qui les fait abattre ou séquestrer. Parmi les sujets soumis à cette dernière mesure, il en est très peu qui enragent.

Pour rattacher tous les cas de rage que l'on observe à la contagion, il faudrait donc : ou bien que les animaux mordus fussent en très grand nombre et que la plus forte proportion échappât à la police, ou bien que le hasard dirigeât celle-ci vers les sujets réfractaires aux effets du virus. En vérité, de telles suppositions sont au moins fort invraisemblables.

Donc, bien qu'il soit rigoureusement difficile de citer des faits irréfutables de spontanéité, il est au moins raisonnable d'admettre que cette origine a une large part dans les cas de rage, que l'on ne peut rattacher à la contagion qu'en s'appuyant sur des conjectures.

V.

Quelle peut être la cause de la rage spontanée ?

Pour répondre à cette question d'une manière digne de la science, qui ne doit admettre, comme vérité, que les faits escortés de preuves, je ne trouve qu'un mot : je n'en sais rien.

Certes, quand la rage a été constatée sur un chien qu'on savait ou qu'on supposait n'avoir pas été mordu, il est souvent arrivé qu'en scrutant les circonstances qui avaient précédé l'éclosion de la maladie, on en a rencontré de particulières auxquelles on l'a attribuée. Mais qui sait s'il n'y a eu là que de simples coïncidences, bien faites, je l'avoue, pour égarer l'esprit le plus clairvoyant.

Si ces circonstances pouvaient être reconnues pour la cause vraie de la rage, il serait possible de leur faire produire un tel effet par l'expérimentation, ou tout au moins, cet effet devrait se renouveler souvent ou quelquefois sous l'influence de ces circonstances, qu'il est rare de ne pas observer, presque chaque jour, dans l'état de nature.

On conçoit quelle serait l'importance d'une telle découverte, puisqu'elle fournirait peut-être le moyen de préserver les animaux de la rage. En tout cas, en levant le voile qui couvre entièrement cette question, l'homme saurait au moins quand l'approche du chien pourrait devenir un danger pour lui.

Dans le but d'obtenir un résultat aussi désirable, je reconnais qu'il y a un grand intérêt à noter les conditions qui coïncident avec l'explosion de la rage, parce qu'il semble qu'il n'y ait pas de voie meilleure pour découvrir la vérité ; mais les observateurs ne devraient pas se hâter de conclure avant d'avoir à l'appui de leurs opinions des preuves irréfutables.

Dans l'état actuel, je ne pense pas qu'il soit exact, ni même prudent, de déclarer qu'on connaît la cause ou le concours des causes qui engendrent la rage ; car de telles déclarations se brisent contre les atteintes de la critique, et ont le tort de passer, dans l'esprit du public, de l'état d'hypothèses très hasardées au titre de vérités quelquefois dangereuses.

VI.

L'abstinence des rapports sexuels est la cause que des auteurs recommandables supposent jouer le principal rôle dans la production de la rage spontanée.

Il n'est pas impossible que l'imagination, au lieu de l'observation, ne soit la principale origine d'une telle opinion. En effet, les cas de rage sont plus nombreux sur les mâles que sur les femelles, abstraction faite du nombre relatif des sujets de chaque sexe. Il est certain que celui des mâles est de beaucoup plus considérable que celui des femelles. On ne possède pas de données certaines à cet égard. M. Bouley estime qu'il existe trois chiens pour une chienne (1). Je crois qu'en évaluant le rapport entre les deux sexes, dans nos contrées du moins, à une chienne pour quatre chiens, on serait plus près de la vérité. Or, d'après une telle évaluation, si le sexe n'avait aucune influence sur la manifestation de la rage, il devrait se rencontrer une chienne enragée pour quatre chiens ; mais il résulte d'une statistique recueillie aux écoles vétérinaires d'Alfort et de Lyon (2), comprenant 237 cas de rage, que ce rapport ne serait que d'une chienne pour environ quatorze chiens. Evidemment voilà un équilibre rompu. Il a pu paraître simple d'attribuer une telle situation à des besoins naturels en souffrance, dont la rage pourrait bien être la conséquence. — Telle est peut-être la première assise de l'édifice sur lequel repose la théorie en question. Toutefois, il est bon d'observer qu'on ne sait pas quelle est la proportion qu'il faudrait attribuer à la spontanéité parmi les cas de rage que l'on constate. Si, d'un autre côté, on considère que les femelles sont toujours mieux gardées, plus soumises, moins vagabondes que les mâles, on peut très bien en déduire que la contagion doit s'exercer d'une manière beaucoup moins fréquente chez ces dernières. Il est une autre circonstance à invoquer en faveur d'une telle éventualité : c'est que les femelles ne provoquent jamais les mâles en courant sus ou en leur barrant le passage ; tandis qu'il n'en est pas de même de ces derniers, ce qui les

(1) Rapport sur la rage, à l'Académie impériale de médecine, 1863.

(2) Rapport sur la rage, à l'Académie de médecine, déjà cité, par M. Bouley.

expose à être plus souvent mordus. Donc s'il était possible de faire la part exacte entre les cas de rage spontanés ou résultant de la contagion, on ne trouverait peut-être pas parmi les premiers, au point de vue du sexe, la proportion qui résulte de la supputation de la totalité.

Des observateurs d'une grande autorité ont remarqué le développement de la rage sur des mâles récemment excités par le voisinage des effluves d'une chienne en chaleur, chez lesquels les désirs génésiques n'avaient pu être satisfaits. De là une conclusion qu'il est facile de prévoir. Mais pour qu'une telle conclusion fût à l'abri de toute critique, il faudrait que la rage s'observât quelquefois et même souvent sur les petits roquets qui, en masse, font escorte, au grand scandale des bonnes mœurs, à toute chienne en chaleur, dont les faveurs sont réservées au plus fort ; tandis que les faibles, soumis à un supplice de Tantale d'un genre nouveau, s'épuisent en efforts stériles et ne recueillent que les atteintes profondes de la dent de leurs rivaux, qui se réservent la part du lion. Cette objection n'a pas une valeur absolue, je le reconnais ; cependant, les désirs génésiques excités et non assouvis sont chose tellement commune, qu'il serait extraordinaire qu'ils ne provoquassent pas plus souvent la rage, si celle-ci devait être rapportée à cette cause. Car, et c'est important à signaler, la majeure portion des chiennes entretenues sont éloignées de la reproduction avec le plus grand soin par leurs propriétaires, qui les enferment dès les premiers signes du rut. D'un autre côté, on sait qu'en dehors de cet état la femelle ne permettrait pas l'approche du mâle, et que celui-ci, du reste, ne la recherche pas avec insistance. Aussi la vie en commun n'a-t-elle aucun inconvénient, pourvu que la vigilance du maître saisisse bien le signe du moment de la séparation, qui le plus souvent ne se reproduit que de loin en loin.

Grève ayant mis un mâle en contact avec une femelle en

chaleur, dix ou douze fois par jour pendant deux jours consécutifs, en les séparant au moment de s'accoupler, vit la rage se développer avec ses symptômes pathognomoniques. M. Hertwig ayant conçu des doutes sur la valeur absolue d'une telle expérience, la répéta en plaçant deux mâles dans les mêmes conditions que celui de Grève et en en attachant un troisième assez près de la chienne pour pouvoir la flairer et lui lécher les parties sexuelles, mais sans pouvoir s'en rapprocher assez pour accomplir l'acte du coït. Cette expérience fut continuée pendant six jours. Trois mois après, les mâles jouissaient encore d'une parfaite santé.

Dans sa notice sur la rage, Paris et Marseille, 1864, le docteur Charles Ménécier dit : « Des chiens et des chiennes » isolés à l'époque de leur *folie amoureuse,* ont conservé une » parfaite santé durant toute la saison ; mais après environ » un mois que les symptômes d'excitation sexuelle eurent » cessé, il est survenu chez les uns, de l'amaigrissement, » chez les autres, des éruptions diverses ; très peu ont succombé ; jamais, cependant, je n'ai eu à constater un cas de » rage. »

On a aussi invoqué, à l'appui de la même opinion, ce qui se passerait sur les rives du Danube, suivant un voyageur qui a rapporté le fait que voici : L'une des rives, la musulmane, est peuplée de chiens et de chiennes, à peu près en égales proportions, vivant en commun ; la rage y est inconnue. La rive opposée, habitée par des chrétiens, ne possède que des chiens mâles dont les habitudes présenteraient une particularité assez étrange pour être signalée comme curiosité : ils seraient dressés pour tenir éloignés des villages les étrangers, qui n'y pourraient pénétrer qu'escortés d'un indigène chargé de tenir les chiens en respect. Hé bien, dit le voyageur, M. Sacc, ces chiens si peu hospitaliers sont fréquemment atteints de la rage.

Qu'on remarque bien que, dans ce dernier cas, il n'y a plus d'excitation au rapprochement sexuel, sous l'influence exercée par l'approche ou le contact d'une femelle en rut. Il doit être extrêmement important de tenir compte d'une telle différence, car il n'est pas probable que, dans les deux circonstances, l'effet doive être identique. Dans la première, l'imagination, si j'osais la supposer chez un animal, ne peut manquer d'influer sur la fonction, dont on intercepte le but naturel. Dans la seconde, au contraire, l'excitation sensoriale fait défaut et il ne peut rester à considérer que l'exhubérance de vie qui résulte de la réplétion des organes génitaux.

Mais que la rage dépende de l'une ou de l'autre cause ou des deux combinées, pourquoi le fait observé sur les bords du Danube ne se produit-il pas, dans les meutes de chiens courants, en général exclusivement composées de mâles condamnés, pour la plupart, à une complète séquestration, dans le chenil, pendant huit mois de l'année, d'où ils ne sortent qu'une heure, tous les deux ou trois jours, couplés et sous la conduite du piqueur? Ce pays est l'un de ceux où les meutes sont les plus nombreuses. Il est proverbial qu'elles jouissent d'une complète immunité sous le rapport de la rage (1).

Après cette très longue parenthèse, je reviens à mon sujet et je conclus que des faits nouveaux bien circonstanciés sont

(1) Cependant le proverbe est quelquefois en défaut, ainsi que j'ai été à même de le constater. Voici dans quelles circonstances: M. A. de Monti de Rezé introduisit à la fin de mai 1866, dans sa meute de dix chiens, sept chiens provenant de la Vendée. A la fin d'octobre, à une chasse au renard, pendant la quête, l'un des nouveaux venus, animal naturellement hargneux, mordait ses compagnons, contrairement à son habitude. Mais cependant il s'occupait de chasser. Après le lancer, il suivit la meute, y remplissant convenablement son rôle. Bientôt le gibier s'étant terré, tous les chiens furent hardés. L'animal se jeta de nouveau sur ses voisins et les mordit avec acharnement, ce qui lui valut, de la part de son maître, une forte correction, contre laquelle il ne résista pas d'une manière particulière.

nécessaires, pour qu'on puisse sans conteste rattacher la rage à des besoins génésiques non satisfaits.

VII.

Les douleurs vives, les excitations provoquant de violentes colères ont aussi été accusées d'avoir déterminé la rage. Toutefois, les faits cités sont peu nombreux. Cependant il n'est pas de vétérinaire qui n'ait été témoin de l'état de furie des chiens auxquels étaient appliquées la cautérisation ou des frictions d'essence de térébenthine. Dans ce dernier cas,

Attaché seul à l'écart, pendant que le renard était attaqué dans son refuge, il fut déhardé avec ses camarades quand celui-ci fut relancé. Il suivit bien la chasse; mais bientôt la meute fut en défaut, que le déclin du jour et la pluie survenue empêchèrent de relever. Pendant ce défaut, le chien mordit encore ses camarades. Energiquement corrigé, il s'éloigna pour éviter les coups. Quand, à la nuit, on rentra les chiens dans le chenil, on constata son absence. La journée du lendemain fut employée en recherches infructueuses. Le surlendemain, un fermier donna avis que, depuis vingt-quatre heures, le chien était couché au coin de son pailler et qu'il avait mille peines à se soulever sur son train postérieur ; cependant, ajouta-t-il, il avait mangé un peu. Le jour d'après, M. de Rezé l'envoyait chercher, mais on ne trouva qu'un cadavre : la mort était survenue pendant la nuit. L'autopsie ne fut pas faite.

Quinze jours après cet événement, un chien bien portant la veille fut reconnu triste, ne voulant pas manger et ayant la bouche légèrement entr'ouverte. Mis à part, la gueule devint de plus en plus béante, et la mort survint le quatrième ou le cinquième jour, sans que l'animal eût perdu un seul instant ses habitudes parfaitement tranquilles.

Dix autres chiens succombèrent successivement de la même manière, depuis cette époque jusqu'à la fin de février. Un de ces derniers, une chienne, me fut conduite le 17 février : Je reconnus la rage mue parfaitement caractérisée. Aucun, avant ou pendant sa maladie, n'a mordu ou cherché à mordre ses voisins, du moins sous les yeux du piqueur.

Vers la fin de mars, un chien introduit dans le chenil depuis quelques mois, mais postérieurement à l'événement de la chasse, et provenant d'un chenil parfaitement l'animal, comme fou, court, se heurte contre les objets, se roule sur le sol et pousse des cris de douleur déchirants. J'ai souvent été témoin de pareils faits; mais jamais je n'ai vu survenir la rage. Les combats de chiens, qui, il y a une vingtaine d'années surtout, étaient si fréquents, provoquent chez les acteurs une véritable rage de colère; mais à laquelle je n'ai jamais entendu dire qu'eût succédé la colère de la rage.

Dans de telles circonstances, le chien, sous l'influence d'impressions aussi vives, conserve souvent, pendant un certain temps, quelque chose de farouche dans le caractère; mais de

connu, préservé de toute maladie, se rua tout-à-coup sur un de ses compagnons, qu'il blessa profondément. Isolé immédiatement, il succomba le troisième jour, après des accès de furie, mais sans avoir la gueule béante comme les autres victimes. Le chien blessé ni aucun de ses camarades n'ont été atteints de la rage. Voilà cinq mois que cette scène a eu lieu; tout porte à penser qu'elle n'aura pas d'autre suite

Dix ou douze jours avant cet incident, la meute avait été lancée sur la piste d'un lièvre, chassé par une du voisinage, dans le but de lui prêter aide pour forcer la bête : les piqueurs ni les maîtres n'avaient rien observé pendant cette mêlée. Huit jours après cette chasse en commun, l'un des meilleurs chiens de la seconde meute, en voie de déplacement, se jeta sur ses compagnons avec un acharnement inoui et les mordit. Le maitre l'abattit sur le champ. Tous les chiens mordus furent également sacrifiés le soir même. Il faut remarquer que quelques jours avant la chasse en commun, la meute ayant poursuivi un renard dans un fourré impénétrable, ce chien en était sorti l'oreille déchirée on ne sait par quoi ni comment.

Enfin, pour clore l'histoire de cette série de cas de maladie, je dois dire que vers la mi-avril, une chienne mit bas des petits qu'elle allaita jusqu'à la fin de juin. Cette chienne, qui avait été en contact avec les chiens morts avant le mois de mars, n'avait pu être mordue par le chien devenu enragé à la fin de ce même mois. Elle disparut du logis à la fin de juin, sans qu'on ait pu se procurer sur son compte d'autres renseignements que celui-ci : Dans un village du voisinage, on l'avait surprise le jour même dénichant et mangeant des œufs de poule. M. de Rezé, qui connaissait les escapades habituelles de cette chienne depuis là à prétendre que le virus rabique puisse en résulter, il y a loin : il faudrait des faits nouveaux pour confirmer le fait.

VIII.

On a prétendu aussi que l'état de servitude auquel l'homme a assujetti son ami le plus fidèle parmi les animaux, devait engendrer la rage. Si cela était vrai, il faudrait, pour prévenir ce mal, favoriser au lieu de le proscrire le vagabondage des chiens. En étudiant les conditions diverses dans lesquelles se

qu'elle avait mis bas et qu'elle avait quitté le chenil, suppose que la malveillance n'est pas étrangère à sa disparition. Du reste, le matin même de son départ, en lui donnant son repas, on n'avait rien observé de particulier dans ses allures.

Mais l'un de ses petits a été tout-à-coup, à la fin de juillet, pris de l'envie de mordre les personnes et les chiens. Enfermé seul, ayant à sa portée de quoi boire et manger, il succomba à la fin du second jour, après s'être livré aux efforts les plus désordonnés pour sortir, en cherchant à sauter contre la porte. Sa gueule n'était pas ouverte.

Voilà de quoi exercer l'imagination des commentateurs, car toutes les théories y trouveraient des arguments en leur faveur. Pour moi, en résumé, j'y vois ce qui suit :

A supposer, ce qui n'est guère contestable, que le premier chien ait succombé à la rage, on ne peut établir sa source que par des hypothèses : s'il avait été mordu avant son introduction dans le chenil, la période d'incubation aurait été de cinq mois au moins. Sinon, et dans le cas où il n'aurait pas été mordu pendant son séjour chez M. de Rezé, ce que ce dernier juge très probable sinon certain, le mal devrait être rattaché à la spontanéité. En tout cas, ce chien n'avait pas approché de chiennes en chaleur.

Quant aux cas de rage mue, dont l'explosion s'est faite sur tous les sujets à des époques assez rapprochées, il paraît plausible de les rattacher aux morsures du chien ci-dessus. Toutefois, la contagion se serait produite dans des proportions inusitées, à moins de supposer que, sous cette forme de la maladie, les premiers atteints aient pu la transmettre aux autres.

trouvent placés ces animaux dans l'état de domesticité, on remarque :

1° Le chien errant, rentrant au logis de temps en temps pour manger et pour dormir ;

2° Celui qui ne le quitte qu'exceptionnellement, le plus souvent accompagné de son maître, mais qui n'est jamais ni attaché ni enfermé dans un espace restreint : il a la liberté de ses mouvements dans l'appartement, dans la cour, le jardin ou le parc ;

3° Celui qui passe la majeure partie de sa vie au chenil, où continuellement il pousse des aboiements d'ennui ;

Quant au chien devenu tout-à-coup furieux à la fin de mars, était-il enragé ? A mon sens, aucun doute ne saurait s'élever à cet égard. Les animaux atteints de rage mue ont-ils pu lui communiquer la maladie, ou bien est-ce un nouveau cas spontané ; car il n'est pas admissible qu'il eût été mordu dans la meute d'où il provenait ? Je me contente de reproduire que le piqueur n'a vu aucun des chiens atteints de rage mue chercher à mordre leurs voisins. D'un autre côté, les expériences de Renault sur les effets du virus ingéré dans le tube digestif, ne permettent pas de supposer que la contagion soit le résultat du mélange de la salive des chiens malades, avec les aliments qui ont servi à la nourriture des animaux sains.

Pour ce qui est de la chienne, il est difficile de supposer qu'elle fût enragée quand elle a abandonné ses petits. L'eût-elle été, on a peine à croire que, dans l'état de santé où elle a été vue quand elle est partie, elle eût perdu le sentiment de la maternité au point de mordre son propre produit En ce cas, la rage de ce dernier ne pourrait réellement se rattacher qu'à la spontanéité, car depuis sa naissance, aucun malade n'avait existé parmi les chiens de son entourage.

Le chien de la seconde meute était évidemment enragé ; car, depuis la matinée, au moment du départ. jusqu'à l'après-midi, durant un trajet de quinze lieues, il s'est constamment jeté sur ses voisins, menaçant de fondre sur son maître quand il voulait le corriger.

Le mal était-il le résultat d'une morsure virulente reçue dans le fourré ? Y a-t-il quelque relation entre ce cas et celui qui s'est produit au même moment, avec les mêmes caractères, dans la première meute ? Cette question est difficile à résoudre, aussi me contentè-je de la poser.

4° Celui enfin qui est alternativement attaché et lâché dans une cour close, ou bien maintenu constamment à l'attache, comme le chien de garde de certains magasins.

Evidemment voilà des conditions très différentes, qui ne doivent pas entraîner les mêmes conséquences ; cependant on ne signale pas celles qui engendreraient plus particulièrement la rage.

On se borne à dire, par exemple : à Constantinople les chiens sont complètement libres, il n'y a pas de rage ; donc la liberté de ces animaux est un moyen de prévenir ce mal. D'abord, cette immunité pour la rage des chiens de Constantinople est un fait aujourd'hui controuvé. Mais si la liberté suffisait pour prévenir la rage, comment expliquer celle dont sont fréquemment atteints les chiens de la rive chrétienne du Danube, dont il a été parlé ? En outre, comment concilier cette théorie avec la rareté du mal sur les chiens de meute et surtout sur ceux de garde, presque toujours à l'attache, condamnés à une complète immobilité ? Comment se rendre compte de la rage sur le loup, animal chez lequel le virus semble avoir une activité particulière ? On sait que le mal sévit assez fréquemment chez le petit chien de salon, sur lequel n'est jamais exercé aucune contrainte : quel contraste entre ses habitudes et celles du loup !...

En résumé, on ne peut s'appuyer que sur des conjectures pour attribuer la rage aux contraintes de la domesticité.

IX.

Les climats, les saisons et les différentes températures qui leur correspondent ont aussi été invoqués pour expliquer le fléau. En général, l'opinion publique est convaincue que c'est pendant les grandes chaleurs de l'été que doit surtout survenir la rage. Les municipalités, sans doute sous l'influence de la même préoccupation, ne manquent jamais de commencer les instructions en prévision de la rage, qu'elles affichent à la fin de chaque printemps, par ces mots : « A l'approche des chaleurs, le Maire recommande, etc., etc. » Mais cette opinion publique, également convaincue par le préjugé que les pays chauds étaient exempts de rage, a trouvé commode, pour allier un tel contraste, de faire intervenir, comme compensation, la liberté dont jouissent les chiens en Orient, ce qui leur permet de se rapprocher des réservoirs d'eau pour s'y désaltérer. Car le besoin de boire non satisfait est encore une cause invoquée et qui est fort en faveur dans les croyances populaires.

Ce qui est certain, c'est que la rage est de tous les climats : si aujourd'hui on prétend qu'elle est moins fréquente en Orient que dans nos contrées, on n'est peut-être pas plus dans le vrai qu'on ne l'était quand on affirmait qu'elle n'y existait pas.

Elle est aussi de toutes les saisons, de tous les mois : toutefois, il résulte des statistiques qui méritent le plus de confiance que ce seraient ceux de février et de novembre qui en présenteraient le plus de cas. Ce sont, comme on le sait, les plus humides de l'année ; je ne prétends pas pour cela rattacher la rage à l'influence de l'humidité, mais ce fait est de nature à donner une idée de la valeur de l'opinion qui l'attribue à la chaleur.

X.

Que dire d'une alimentation trop substantielle, échauffante ; de la privation prolongée des aliments nécessaires à réparer l'épuisement des forces, de *l'abatardissement des races* que certains esprits ont aussi voulu faire intervenir, si ce n'est que ce sont là des expédients qui ne méritent pas de fixer sérieusement l'attention.

XI.

Comme on le voit, pour moi du moins, tout est obscurité, néant, quand il s'agit de déterminer la cause de la rage spontanée. La meilleure preuve de la réalité de cette ignorance, c'est la variété des influences qui ont été invoquées, et l'impuissance où l'on se trouve pour expliquer le concours qu'elles se prêteraient mutuellement.

Le germe du virus rabique provient d'une source inconnue jusqu'ici. Peut-être, ainsi que la raison porte à le supposer, n'émane-t-il que d'une seule cause, dont il ne faut pas désespérer de soulever le voile qui la tient cachée à nos yeux : une telle découverte serait certainement un grand bienfait.

Ce que l'observation démontre, c'est que malheureusement il est des années où ce mal terrible se déclare dans certaines contrées avec des proportions inusitées, sans que les mesures sévères prises par l'administration soient efficaces pour en arrêter la marche. En dehors de la spontanéité, il me paraît fort difficile d'en expliquer la durée, à l'aide de la seule contagion.

Nantes et ses environs subissent cette épreuve depuis un an : heureusement aucune des personnes mordues par des chiens, qui ont communiqué la rage à plusieurs herbivores, n'a subi les atteintes du mal.

XII.

Les documents manquent pour faire l'historique fidèle du nombre de cas qui se sont présentés, car si d'un côté je ne connais pas ceux qui ont été observés par mes confrères, il est certain qu'il en est un grand nombre pour lesquels leurs propriétaires n'ont consulté aucun homme de l'art, et qui, par conséquent, sont passés sans laisser aucune trace. Ce que je puis affirmer, c'est qu'en quinze mois environ j'ai constaté la rage sur plus de trente chiens appartenant à mes clients.

Mais les cas de communication de la rage aux herbivores qui ont été portés à ma connaissance, peuvent donner une certaine idée de la marche de l'enzootie.

En octobre 1866, le chien d'un boucher d'un faubourg de Nantes mordit, le même jour, un enfant de 14 ans au poignet, à la naissance du pouce, le garçon du boucher à la jambe, à travers le pantalon d'étoffe très épaisse, et son cheval à la lèvre supérieure. Le chien fut abattu le soir même. Les hommes n'ont rien éprouvé. Mais le cheval devint enragé seize jours après.

En novembre, un chien inconnu, venant de la campagne, attaqua deux vaches qui paissaient dans un pré, à la porte de la ville. Il mordit des chiens aussi et fut abattu un peu plus loin. Vingt-quatre jours après, l'une des vaches était enragée.

Le 14 février, le chien du sieur Marion, de Boüaye, mordait sur la route de Machecoul deux de ses chevaux et celui du sieur Noblet, d'Arthon. L'un des chevaux de Marion succombait seize jours après, et la rage était constatée sur celui de Noblet le trente-huitième jour.

Le 5 mars, le cheval du sieur Dixneuf, boulanger à Nantes, fut mordu à la lèvre par un chien errant. Le 31 mars il succombait à la rage.

Le 15 août, un chien appartenant au sieur Lecoq, Julien, de Grandchamp, mourait après avoir manifesté des symptômes qui, rapportés par le fermier, ne laissent aucun doute sur l'existence de la rage. Trois jours auparavant, il avait mordu des bestiaux à la garde desquels il était préposé. Du 13 au 18 septembre, deux vaches et un taureau ont succombé à la rage.

A la fin de novembre, dans une ferme de la commune de Vallet, un chien a succombé, a-t-on supposé, à la rage. Quelques jours après, rapporte le maire de cette commune, trois vaches du fermier sont mortes, après cinq jours de maladie caractérisée par une grande faiblesse du train postérieur, une abondante salivation et de forts mugissements. Evidemment l'association de ces trois signes suffit pour permettre d'affirmer la rage.

J'ai pu m'assurer par moi-même des symptômes qu'ont présentés les autres herbivores ; j'ai la conviction que tous étaient enragés.

Ainsi voilà six chiens qui ont communiqué la rage à onze grands herbivores, à des époques différentes, en des lieux fort éloignés les uns des autres ; quelques-uns situés sur des points opposés du département.

Assurément, le nombre des chiens abattus, en différents lieux, pendant ces intervalles, parce qu'ils manifestaient des signes de rage, notamment en mordant ceux qu'ils trouvaient sur leur passage, est relativement considérable. Cependant les chiens mordus par leurs congénères suspects étaient impitoyablement sacrifiés, sans que le mal ait cessé d'exercer ses ravages.

On conviendra que ces circonstances ne permettent guère de relier ces faits entr'eux, pour les rattacher à une origine commune ; elles semblent au contraire de nature à porter l'esprit vers l'idée de la spontanéité, comme jouant un rôle important dans la manifestation de la rage chez les chiens.

XIII.

Si la cause de la rage spontanée est si peu connue, il n'en est pas de même de son principal moyen de propagation : la contagion par morsure. En effet, l'observation a permis de constater et l'expérimentation a confirmé, que le virus rabique provoque l'explosion de la maladie, quand il est déposé à la surface ou dans l'intérieur d'une blessure.

Ce virus rabique existe exclusivement dans la salive, ou du moins n'a été, jusqu'à ce jour, constaté nulle part ailleurs. Magendie et Renault ont introduit dans les veines de chiens bien portants, du sang provenant de chiens enragés ; ce dernier auteur a inoculé ce liquide ; mais jamais, dans l'un ni dans l'autre cas, ces expériences n'ont été suivies de quelque accident que ce soit. Renault a fait manger à des chiens, du sang, des chairs, de la salive d'animaux enragés, sans qu'il en soit résulté le moindre inconvénient. Ainsi la salive elle-même, sous l'influence de l'action digestive, perd sa virulence mais si les premières voies de l'appareil de la digestion présentaient des lésions, mettan les vaisseaux à nu, il est probable, même certain, que ce liquide virulent ou véhicule du virus ne resterait plus inoffensif.

La présence du virus rabique ne communique à la salive aucune modification appréciable autrement que par ses effets.

Pour que la contagion s'opère, il faut de toute nécessité que la salive virulente soit déposée plus ou moins profondément, en contact avec les vaisseaux absorbants : c'est ce qui a lieu, quand, par la morsure, les dents pénètrent dans les tissus, alors qu'elles sont recouvertes par la bave ; la langue remplit le même office par le léchement d'une plaie ou d'une simple écorchure à la peau.

XIV.

Mais la rage ne résulte pas fatalement et toujours de l'inoculation du virus, bien que celle-ci eût été opérée dans les meilleures conditions. Sous ce rapport, ce sont encore les expériences de Renault qui jettent sur la question la plus vive lumière : il a fait mordre par des chiens enragés, dans les régions où la peau est le plus fine, des chiens et des herbivores ; il leur a inoculé dans les mêmes régions, de la bave recueillie dans la gueule des malades, au moment des accès les plus violents : sur 99 animaux, chiens, chevaux ou moutons ainsi mordus ou inoculés, 67 sont devenus enragés ; les 32 autres, restés en observation pendant plus de cent jours, n'ont rien éprouvé. On voit que le tiers environ des animaux mordus ou inoculés a résisté à l'action du virus, bien qu'il n'eût été pris aucune précaution pour en prévenir les effets. Des expériences identiques, pratiquées sur une moindre échelle, aux écoles vétérinaires de Lyon et de Berlin, ont donné des résultats à peu près concordants.

Cependant, il ne faut pas croire que cette proportion doive être exactement observée dans chaque cas de rage. En effet, tandis qu'un chien communique la maladie à presque tous les animaux qu'il atteint, tel autre ne déterminera la rage que chez un animal sur six ou sept mordus. Pourquoi le virus se comporte-t-il différemment dans ces cas en apparence semblables ? C'est là une question fort embarrassante. On a observé que le virus semble avoir une plus grande énergie chez le loup que sur le chien, puisqu'on constate une plus forte proportion de cas de rage parmi les morsures du premier que dans celles du second. Cela tient-il à la nature propre à l'animal sauvage ? La différence qui, sous ce rapport, se remarque sur les chiens entre eux dépendrait-elle de ce que ces animaux s'éloignent plus ou moins de la condition du loup ? Ces questions sont plus difficiles à résoudre qu'à poser... Ou bien est-ce que, comme le prétendent beaucoup d'auteurs, l'activité du virus serait d'autant plus grande qu'il serait fourni par un cas spontané, ou la génération qui s'en rapprocherait le plus ? La morsure du loup serait-elle plus dangereuse que celle du chien, parce que la rage serait presque toujours spontanée chez le premier animal?... Le docteur Capello semble vouloir prouver que la rage perd ses propriétés contagieuses après sa première transmission à un autre animal. Magendie, dans ses leçons au collége de France, dit que la rage cesse de se transmettre après la troisième génération. Renault déclare que le virus perd progressivement de son activité, mais sans préciser quand elle disparaît complètement. Il résulte des expériences de M. Rey, professeur à l'école vétérinaire de Lyon, publiées en 1842, que la rage du chien a été inoculée avec succès au mouton, et successivement de ce dernier à son semblable jusqu'à la cinquième génération. Le sixième ruminant seul est demeuré réfractaire; mais il faut tenir compte de ce fait qu'un seul sujet a été inoculé chaque fois. En tout cas, il est à remarquer que la période d'incubation a été d'autant plus prolongée qu'elle s'éloignait davantage de la première transmission : sur le premier mouton, elle a été de quinze jours: chez le cinquième, la rage ne s'est manifestée que le quarante-quatrième.

Ainsi, dans les conditions les plus favorables, quand l'expérimentation s'exerce sur un grand nombre de faits, l'inoculation par morsure ou avec la lancette n'est suivie de succès que deux fois sur trois.

XV.

Mais les morsures accidentelles provoquent encore moins souvent la rage ; il est extrêmement difficile d'établir par des documents certains dans quelle proportion elle se déclare dans ces circonstances : on comprend en effet qu'une foule de cas de morsures échappent à l'observation. Renault rapporte que dans une période de dix ans, il a été conduit à l'école d'Alfort 224 chiens, après avoir été mordus, dans les rues, par des chiens enragés ou regardés comme tels. Restés au moins deux mois en observation sans avoir subi aucun traitement préventif, 74 sont devenus enragés; 150, c'est-à-dire un peu plus des deux tiers, n'ont rien éprouvé. Cet auteur ayant consulté M. Rey sur ce qui aurait été observé, à cet égard, à l'école de Lyon, en reçut la réponse suivante : Les chiens mordus accidentellement dans les rues et mis en observation à l'école, sont par rapport à ceux qui deviennent enragés : : 5 : 1. Renault ne dit pas sur quelle durée de temps ni sur quelle quantité de sujets portent ces proportions. La même question ayant été posée en même temps à l'école de Toulouse, M. Lafosse transmit le résultat de seize animaux, chiens, bêtes bovines ou chevaux, dont les proportions ne sont pas indiquées : cinq seulement, un peu moins du tiers, sont devenus enragés. Enfin le savant professeur Hertwig a constaté à l'école de Berlin que sur 137 chiens mordus, amenés aux hôpitaux de 1823 à 1837, 16 seulement, un peu moins du huitième, ont contracté la rage.

Ainsi qu'on le voit, il résulterait de ces renseignements que sur le chien la morsure virulente accidentelle ne produirait la rage qu'une fois sur trois au plus.

Les documents manquent pour établir la proportion qui doit exister dans la transmission accidentelle de la rage du chien aux herbivores. M. Rey, cité par Renault, a observé qu'elle se déclare chez le cheval une fois sur quatre animaux mordus; mais il ne fait pas connaître le nombre de chevaux sur lequel porte ce calcul. Relativement aux autres herbivores, il est impossible de se procurer des données utiles.

Chez l'homme, tandis que Hunter évalue à 5 °/₀ seulement les cas de rage qui se déclarent parmi les personnes mordues, M. Tardieu établit, d'après l'enquête sur la rage fondée en France dès 1850, qu'ils devraient être portés à 55 °/₀. Mais le savant docteur a soin de faire remarquer qu'il n'a fait entrer dans son calcul que les personnes mordues par le même chien, dont une au moins avait succombé à la rage. Il me paraît qu'un tel point de départ doit entraîner des erreurs inévitables. Il sera arrivé d'abord que sur quatre morsures, dont une seule aura été funeste, deux et peut-être trois n'auront pas souvent été dénoncées à l'enquête. Mais les personnes mordues par un chien qui aurait communiqué la rage à des animaux, ou par celui chez lequel les symptômes ou l'autopsie auraient permis d'affirmer la rage, devraient entrer en ligne de compte. Or, celles-là ne figurent que rarement sur les statistiques officielles. On en comprend la raison, sans qu'il soit besoin d'insister sur ce point. J'en connais quelques-unes. En cherchant bien, on trouverait peut-être qu'elles sont plus nombreuses qu'on ne pense.

Il résulte de la même enquête, suivant le relevé qu'en a fait M. Tardieu, que la moyenne de la mortalité par la rage, chez l'homme, serait pour 12 années de 25 par an. Ici la vérité doit être mieux connue, car une mort par la rage a du retentissement : peu de cas doivent être ignorés de l'enquête. Mais ces 25 cas, d'après les calculs du même auteur, ne supposeraient que 45 morsures chaque année pour toute la France : une morsure à peu près en un an pour deux départements; c'est bien peu. Suivant les évaluations de Hunter, les 25 décès supposeraient 500 morsures, un peu plus de 5 1/2 par an et par département. Il se peut qu'il y ait quelque exagération dans ce chiffre; mais je suis porté à croire qu'il est plus rapproché de la vérité que celui de M. Tardieu. En effet, en supposant que la réceptivité de l'homme pour le virus ne soit pas plus grande que celle des chiens, les morsures ne devraient produire la rage chez lui qu'une fois sur trois, dans les conditions où il ne serait appliqué aucun moyen préservatif pour en conjurer les effets. Mais, ainsi que l'a fort judicieusement fait observer M. Bouley, l'homme surtout, après la morsure, a recours à divers moyens qui doivent annuler l'action du virus, tels par exemple : la pression des plaies pour en faire sortir le sang, leur lavage immédiat, enfin la cautérisation à laquelle recourent un grand nombre de personnes blessées. En outre le passage des dents à travers les vêtements qui les essuient, doit contribuer à empêcher l'inoculation de la salive. Or, il serait étrange que ces moyens, tant conseillés par tous les médecins, fussent complètement inefficaces ; il doit être consolant au contraire de leur attribuer assez d'influence pour diminuer dans une proportion notable le nombre des cas qui étaient destinés à avoir une fin tragique.

En somme, au double point de vue de la meilleure interprétation des faits et afin de laisser entrevoir la plus grande somme d'espérance nécessaire pour affermir le moral des blessés, je crois qu'il serait juste de reconnaître et proclamer que parmi les personnes mordues un très petit nombre enrage, surtout quand les précautions conseillées sont appliquées avec soin.

XVI.

Ainsi qu'on vient de le voir, il serait extrêmement important de pouvoir déterminer quel est le degré de réceptivité de chaque espèce, pour le virus rabique, et quelles sont les espèces chez lesquelles ce virus a le plus d'énergie au point de vue de sa transmission.

Si cette double question ne peut être résolue, faute de documents suffisants, il n'est cependant pas sans utilité de rappeler ici ce que l'on en sait.

Il résulte des recherches de Renault que chez le loup le virus serait plus actif que sur tous les autres animaux : sur 254 personnes mordues par des loups, dont il a relevé avec soin les observations dans différents auteurs, qui les ont consignées, 164, les deux tiers à peu près, seraient devenues enragées. Or, on a vu plus haut que la transmission de la rage du chien aux autres animaux n'atteint une telle proportion que dans le cas des morsures ou des inoculations expérimentales, dans lesquelles on cherche plutôt à favoriser l'action du virus qu'à l'atténuer. Qu'on veuille bien observer, en outre, que des précautions préventives appliquées aux 254 cas ci-dessus, auront probablement prévenu chez quelques-uns la manifestation de la maladie.

Mais si la rage peut se transmettre à toutes les espèces, il en est parmi ces dernières chez lesquelles le virus semble perdre de son action. Ainsi, par exemple, on a cru, jusqu'aux expériences de M. Rey, en 1842, que les herbivores ne pouvaient pas communiquer la rage. Mais, un fait très remarquable, c'est que, tandis que la transmission a été opérée du mouton au mouton jusqu'à la cinquième génération inclusivement, l'inoculation de la salive de chacun de ces animaux à plusieurs chiens à la fois n'est jamais parvenue à provoquer la rage chez aucun d'entre eux. Aussi l'éminent professeur s'est-il cru autorisé, peut-être prématurément, à conclure que tous les animaux d'une même espèce peuvent se transmettre cette affection, et que les carnivores seuls ont le funeste don de la communiquer aux autres espèces d'animaux. En effet, M. Bourrel, vétérinaire, alors à Villefranche, a inoculé avec succès le virus du bœuf au mouton ; M. Tardieu cite comme résultant de l'enquête un fait de transmission de la vache à l'homme, observé en 1862. M. Sanson décrit, dans son excellent travail : *Le meilleur préservatif de la rage,* les symptômes d'un cheval atteint de rage furieuse, auquel Renault avait inoculé le virus pris sur le mouton. Cependant, en 1844, Renault disait encore qu'ayant inoculé de nouveau la bave de moutons enragés à cinq animaux de la même espèce, aucun d'entre eux n'a contracté la maladie, quoiqu'ils aient tous été conservés une année entière après l'inoculation. Ces termes, dont se servait Renault, indiquent qu'il avait répété ses tentatives, toujours sans succès, ce qui prouve que ce n'est pas sans difficulté qu'on peut communiquer la rage des herbivores. En 1849, M. le professeur Lafosse, de Toulouse, a inoculé la bave d'un bœuf enragé par piqûre sous-épidermique, par insertion sous le tissu cellulaire sous-cutané, au cheval, au mouton et au chien : aucun de ces animaux, après un intervalle de quatre-vingt-dix jours à six mois, n'a présenté des symptômes de rage.

Comme on le voit, beaucoup de points restent à éclaircir sur cette double question de l'intensité du virus chez les diverses espèces, et du degré de réceptivité de chacune de ces dernières. Toutefois, il ressort des faits ci-dessus :

1° Que parmi les animaux qui transmettent le plus communément la rage, le loup et le chien, le premier est celui chez lequel le virus a l'action la plus énergique ;

2° Que tandis que ces carnivores communiquent facilement la rage aux herbivores, l'expérimentation elle-même réussit rarement à la transmettre entre ces derniers, et qu'elle n'est pas encore parvenue à la développer en la retournant chez le chien.

XVII.

La durée de l'incubation de la rage est variable, sans qu'on sache de quelles circonstances cela dépend. Tandis qu'on voit le mal se déclarer quelques jours après la morsure, on remarque aussi qu'il n'apparaît que six mois ou même un an plus tard. On comprend combien il serait important de pouvoir préciser cette durée : malheureusement, dans l'état actuel de la science, c'est chose tout-à-fait impossible. Toutefois, il résulte des faits recueillis que les symptômes rabiques se déclarent le plus souvent dans les quarante ou les soixante jours qui suivent l'inoculation, quelquefois dans les trois mois, exceptionnellement après cette époque. Le nombre des cas compris dans chacune de ces quatre séries va en décroissant d'une manière très notable, selon qu'elles s'éloignent de l'époque de l'introduction du virus. Il résulte d'un document communiqué par Renault à l'Académie des Sciences, le 12 janvier 1863, que, sur 131 chiens mordus par des chiens enragés ou inoculés sous ses yeux, dans une période de vingt-quatre ans, 63 n'ayant rien présenté après quatre mois d'observation, ont cessé d'être surveillés ; sur les 68 autres, la rage s'est développée dans les proportions indiquées sur le tableau suivant :

Sur	1	chien	du 5me	au 10me	jour.
—	4	chiens	du 10me	au 15me	—
—	6	—	du 15me	au 20me	—
—	5	—	du 20me	au 25me	—
—	9	—	du 25me	au 30me	—
—	10	—	du 30me	au 35me	—
—	2	—	du 35me	au 40me	—
—	8	—	du 40me	au 50me	—
—	7	—	du 45me	au 59me	—
—	2	—	du 50me	au 55me	—
—	2	—	du 55me	au 60me	—
—	4	—	du 60me	au 65me	—
—	1	—	du 65me	au 70me	—
—	4	—	du 70me	au 75me	—
—	2	—	du 80me	au 90me	—
—	1	—	du 100me	au 120me	—

La croyance populaire fixe généralement à quarante jours le délai au-delà duquel toute crainte doit être dissipée. Le docteur Camescase, médecin sanitaire en Orient, a répondu à l'enquête, entre autres choses fort intéressantes, qu'en Anatolie, lorsqu'un individu mordu a atteint le trente-neuvième jour sans être pris de la maladie, la soirée de ce même jour est consacrée, entre ses parents et ses amis, à des réjouissances, dans le programme desquelles est comprise une espèce de cérémonie religieuse.

En scrutant les faits rapportés par les auteurs, on remarque aussi que les morsures faites le même jour, par le même animal, développent le mal chez certains sujets beaucoup plus tôt que sur certains autres : ces différences atteignent même des proportions doubles et triples, et sont de nature à dérouter les suppositions qui paraîtraient les plus logiques, comme si tout, hormis la contagion, parmi les circonstances qui précèdent les symptômes de ce mal horrible, devait apparaître sous la forme d'impénétrables mystères.

XVIII.

La rage, chez les animaux, se dévoile par des symptômes sûrement perceptibles aux yeux des observateurs compétents. J'ajouterai qu'ils sont le plus souvent appréciables pour le vulgaire, qui est ainsi à même, sinon d'affirmer, du moins de suspecter l'existence du mal et de prendre dès-lors des mesures pour prévenir les malheurs qui en pourraient résulter.

La meilleure des anciennes descriptions des symptômes de la rage chez le chien, a été donnée, en 1845, par M. Youatt, vétérinaire anglais, dans son ouvrage *on the Dog*. Cet article fut traduit, analysé et complété en 1847, par M. Bouley. M. Sanson, dans l'ouvrage précité, s'est souvent inspiré du travail de ces deux auteurs, pour exposer les symptômes de la rage. Enfin M. Bouley a tracé, en 1863, au sein de l'Académie de médecine, le tableau le plus éloquent qui existe des signes qui se succèdent depuis l'invasion de la maladie jusqu'à sa terminaison. C'est à ces sources que devront recourir les personnes désireuses de s'instruire sur les caractères de la rage.

Chez le chien, elle revêt deux formes très différentes, qui semblent n'avoir de commun que l'origine , et sur lesquelles les auteurs cités n'ont peut-être pas suffisamment insisté : la *rage mue* et la *rage proprement dite.*

A. — La première se caractérise, presque dès le début, par l'ouverture de la gueule, dont la mâchoire inférieure est tombante, parce que les muscles préposés à la relever sont frappés de paralysie. D'abord celle-ci n'est pas complète : le chien ferme encore momentanément sa gueule ; mais bientôt tout mouvement de la mâchoire inférieure devenant impossible, cette ouverture demeure constamment béante. La langue y apparaît desséchée, bleuâtre, pendante, reposant sur les incisives et les dépassant le plus souvent par son extrémité. Voilà un symptôme facile à déterminer ; mais que malheureusement beaucoup de personnes sont portées à attribuer à la présence d'un os dans la bouche ou le fond de la gorge. Je dis malheureusement, parce que ces personnes, par les manœuvres auxquelles elles se livrent pour explorer ces régions, courent le danger de se blesser et de s'inoculer le virus. Ce symptôme suffit à lui seul pour caractériser le mal : tous les propriétaires de chiens devraient connaître sa signification. Mais il est précédé et il s'accompagne de quelques autres que je dois signaler ici : Le chien est d'abord triste, nonchalant, restant volontiers couché ; en cet état, les lèvres sont de temps en temps agitées par un frisson, qui leur imprime un mouvement transversal facile à percevoir au bout du nez ; l'animal se lèche les bords des lèvres, opère sur sa langue une espèce de succion et déglutit péniblement la salive. S'il mange encore un peu, il ne touche aux aliments que du bout des lèvres ; mais il boit, quoique la déglutition des liquides occasionne de la douleur. Bientôt apparaît la chute de la mâchoire inférieure, signe qui souvent appelle le premier l'attention du propriétaire de l'animal Celui-ci, dès ce moment, serait dans l'impossibilité de mordre, quand même il en éprouverait le désir ; mais jamais je n'ai remarqué un tel penchant : le chien atteint de rage mue conserve toute sa docilité et n'éprouve nullement le besoin de mordre, même les corps qui sont à sa portée ; son regard est morne et a un caractère étrange de fixité, plutôt suppliant que menaçant. L'animal s'affaiblit rapidement et pousse pendant les dernières vingt-quatre heures des cris plaintifs, fréquemment répétés, dont l'intensité diminue progressivement. C'est un aboiement guttural dont le son est clair d'abord, mais qui bientôt se voile et devient entrecoupé et concordant, avec une contraction profonde et pénible des parois abdominales. C'est l'asphyxie qui amène la mort, en minant la vie sans secousses ; car le patient n'éprouve aucun accès et n'arrive au terme de sa vie que par un affaiblissement graduel très régulier, dont la durée est de quatre à cinq jours. Cette forme de la maladie est fréquente : il n'est pas d'année où il ne me soit donné d'en observer plusieurs cas. Le chien qui en est atteint est si peu offensif, qu'il m'est très souvent arrivé de condescendre au désir des personnes de conserver leur chien, en espérant la guérison, qui jamais n'a été observée. Jamais je n'ai remarqué que la rage proprement dite se soit terminée par la forme de la rage mue : ce sont deux variétés, dont les symptômes sont parfaitement distincts.

B. — La rage proprement dite est moins facile à déterminer au début. D'ailleurs, elle présente des particularités notables, qui semblent dépendre surtout du caractère propre à chaque sujet : en effet, selon qu'elle existe sur un animal docile, timide et caressant, ou chez celui qui est demi-sauvage, grognard et peu sociable, elle apparaîtra avec des différences qu'il est utile de signaler.

Le chien, sous les premières atteintes de la rage, éprouve de l'anxiété : il change souvent de position, flairant les recoins, rôdant sans motifs, comme s'il cherchait à calmer sa douleur par le mouvement. Voilà pourquoi il abandonne quelquefois sa demeure pour courir devant lui, à l'aventure, s'il ne connaît pas les lieux ; dans le cas contraire, plus particulièrement, vers ceux qu'il avait auparavant fréquentés.

Toutefois, et quoi que l'on en puisse dire, cette fuite est l'exception et ne s'observe en général que chez les chiens habitués au vagabondage, ne vivant pas dans l'intimité de leur maître, ou dont le caractère sauvage, hargneux, les porte à préférer la solitude, l'isolement. Au contraire le chien docile, affectueux, recherche son maître, lui prodigue des caresses avec plus d'insistance que de coutume, comme pour implorer son secours contre le mal qu'il ressent. Il obéit à sa voix, mais avec lenteur. Il se couche le museau entre ses pattes, étendu sur le sol, ou bien caché derrière son épaule; mais en proie à de l'agitation, bientôt il se lève, tourne dans sa niche, soulevant la paille, fait quelques pas, flaire les recoins, revient se coucher et ne tarde pas à se relever pour se rapprocher de ceux qu'il aime, pour les flairer ou les lécher, en agitant le plus souvent sa queue. Presque toujours il mange encore, souvent sans appétit, par petites bouchées, quelquefois avec gloutonnerie. Il boit volontiers, même plus que de coutume. S'il est livré à lui-même, il lui arrive par moments de faire quelques pas, les yeux fixés en l'air, de s'arrêter court et de pousser un aboiement singulier. En cet état il peut déjà transmettre la rage, comme l'attestent plusieurs faits observés par des hommes dignes de foi : M. Youatt cite un enfant mordu par un chien, auquel il voulait enlever sa ration. Ce n'est que huit jours après que l'animal présenta les caractères de la rage. L'enfant lui-même succomba quelque temps après à l'horrible maladie.

Mais bientôt les signes de la rage prennent un caractère très accentué. L'agitation augmente rapidement, surtout si l'animal est excité ; abandonné à lui-même il reste quelques instants couché, se relève brusquement, se secoue avec force et raidissant l'épine dorso-lombaire il gratte énergiquement le sol avec ses quatre pattes, agissant alternativement. Il s'arrête bientôt, regarde en l'air, fixe un point dans l'espace et pousse un ou deux hurlements sonores. Immobile sur ses quatre membres, il ressent une commotion qui fait osciller tout son corps. L'une de ses pattes antérieures se fléchit brusquement et l'animal se jette sur le sol plutôt qu'il n'y tombe, la pointe de l'épaule y arrivant la première. Se redressant sur le sternum, il étend son col et sa tête entre les pattes et par un mouvement en arrière et en avant, il cherche à frotter sa gorge contre le plancher, ou bien il se gratte les oreilles et les joues avec les pattes, comme pour arracher du gosier un corps qui y serait engagé. C'est en ce moment qu'il mord dans la paille ou sur les objets à sa portée. Une bave filante, généralement peu abondante, pend du bord des lèvres, principalement vers leurs commissures. L'œil est fixe, menaçant, brillant. Si l'animal est dans une demi obscurité, les deux organes représentent deux globles de feu. L'appétit est nul, l'animal ne boit pas non plus; mais il n'éprouve pas, ainsi qu'on le croit généralement, de répulsion à approcher ses lèvres des liquides ; car il est des cas où certains animaux mangent et boivent jusqu'à la dernière heure ; mais ils sont rares.

A partir de ce moment, si on examine le malade quand il est couché et qu'il semble prendre un peu de repos, on remarque, se succédant à des intervalles assez rapprochés, des contractions des muscles de la région pelvienne, imprimant à la croupe un mouvement de flexion sur les lombes.

Mais l'animal ne tarde pas à se relever; cependant les forces s'affaissent surtout vers le train postérieur ; aussi cesse-t-il de gratter le sol ; se mettant à bout de chaîne, les hurlements deviennent plus fréquents, moins sonores et plus pénibles ; ils se voilent bientôt, deviennent rauques comme la voix du coq;

tandis qu'au commencement leur émission se faisait sans effort, ce n'est, vers la fin, qu'à l'aide des contractions des parois abdominales qu'elle peut s'opérer.

J'ai toujours vu survenir la mort pendant ou à la suite d'un accès : l'animal qui, quelques instants avant, était debout, paraissant encore avoir assez de force, tombait comme foudroyé, n'ayant que quelques secondes d'agonie.

On signale généralement le port de la queue entre les jambes comme un signe de la rage : c'est un signe de peur, qu'on observe chez tous les chiens épouvantés sans être enragés. Si quelquefois il coïncide avec la rage, je suis porté à croire qu'il devrait être plutôt attribué à la crainte de l'animal qu'à sa maladie. En tout cas, il est des chiens enragés chez lesquels ce signe manque complètement.

La voix du chien enragé, par son timbre et son mode de modulation, offre pour l'observateur un caractère constant qui appartient à la rage et qui suffit à lui seul pour affirmer cette maladie : on sait que l'aboiement du chien se compose d'une succession de cris, dont l'émission est immédiatement, pour chacun, suivie de la fermeture de la bouche par une contraction énergique. A l'état normal, quand le chien s'ennuie à l'attache ou enfermé contre ses habitudes, il hurle quelquefois : le hurlement s'opère sans contraction des mâchoires ; la bouche reste ouverte pendant qu'il est émis et ne se ferme même pas quand un second cri doit suivre le premier de près ; mais, en ce cas, le hurlement reste sur le même ton et sort d'un seul jet. Dans la rage, au contraire, tandis qu'il commence comme dans l'état normal, il se modifie vers la fin et se termine, sans transition de temps appréciable, par un cri plus aigu, à plusieurs tons plus élevé que le commencement.

Au début de la maladie le timbre de la voix est sonore et clair ; mais peu à peu le cri se voile, se fêle, devient rauque, et bientôt, vers les approches de la mort, le second temps observé au début manque tout-à-fait et est remplacé par un souffle qu'on perçoit seulement quand on est près de l'animal.

Tels sont les symptômes de la rage, dont la durée, à partir du moment où ils sont franchement accusés, varie de deux à quatre, rarement cinq jours.

Mais si l'animal, au lieu d'être tenu à l'attache, à l'abri de toute excitation extérieure, s'est échappé sur la voie publique, il court droit devant lui, effrayé de tout ce qui l'entoure et mordant tout ce qui, sur son chemin, fait obstacle à ce qu'il le poursuive directement. Bientôt exténué de fatigue, couvert de boue, la bouche béante, la langue pendante, de l'écume filante ou mousseuse s'attachant aux épaules, il inspire la terreur partout où il passe : effrayé par la poursuite des uns, les cris de tous, il court tant qu'il a de forces, succombe sous les coups, et, s'il échappe, il se blottit dans quelque recoin où il meurt, ou qu'il quitte encore après avoir pris un peu de repos.

Si au lieu de laisser le patient tranquille à l'attache, on lui fait des visites fréquentes en lui parlant rudement ou lui portant des coups, il entre vite en fureur et mord avec acharnement tout ce qui se rencontre à sa portée. Son regard prend une expression effrayante, et en ce moment il y aurait le plus grand danger à l'approcher.

Mais s'il ne voit que des personnes amies et qui lui parlent avec douceur, il est rare qu'il cherche à les mordre, même au plus fort de la maladie. En voici quelques preuves à ajouter à celles très nombreuses publiées par tous les auteurs.

A. — Il y a quelques jours, un habitant de Nantes me conduisit un chien braque. Pendant que dans mon cabinet il me racontait ce qu'il avait remarqué, j'observais l'animal couché sur le parquet entre nous deux. Depuis la veille, me dit-il, cette bête me poursuit de ses caresses plus que de coutume. Il jouait habituellement avec un chat angora, mais sans le rechercher ; depuis hier, il ne le quitte pas et le lèche avec une affection particulière. Ce matin il est sorti comme tous les autres jours et est rentré après une heure d'absence. Il a peu mangé. En le conduisant chez vous, il vient de s'arrêter au milieu de la rue, et regardant le ciel, il a poussé deux cris particuliers, comme il l'avait fait hier soir contre son habitude, et c'est ce qui m'a principalement déterminé à vous le conduire. Le regard de l'animal, un peu d'écume aux lèvres, la peine qu'il avait à garder quelques instants la même position, rapprochés du récit de son maître, avaient déjà fait naître dans mon esprit les craintes les plus vives, quand soudain l'animal se leva brusquement, se mit à patiner sur le parquet avec la plus grande énergie, puis, s'arrêtant tout à coup et étendant la tête, il poussa deux hurlements qui m'éclairèrent complètement. Je remplaçai le cordon léger avec lequel son maître l'avait conduit par une chaîne en fer ; je l'attachai dans un lieu isolé et tranquille et le laissai seul, avec de la soupe et de l'eau, qu'il ne toucha pas. Je l'observai fréquemment à travers une petite lucarne, je ne le vis jamais mordre ; je l'approchai de temps en temps avec douceur et quoiqu'il ne me connût pas, toujours il me reçut en cherchant à me flairer et en agitant sa queue en signe de démonstration affectueuse. Ce chien mourut le lendemain soir, n'ayant pas cessé de hurler, de se rouler sur la paille, ayant un regard de feu et des angoisses continuelles.

B. — Le 16 août dernier, M. X... partit par le bateau à vapeur pour les bords de la mer ; il attacha sa chienne à l'extrémité du pont. Aux escales suivantes, d'autres chiens furent embarqués, et quatre de ces animaux s'étant successivement approchés de la chienne, celle-ci les mordit à belles dents. M. X... lui infligea de fortes corrections avec son fouet, sans qu'elle cherchât à s'y soustraire en se défendant. Un peu plus loin, une femme étant passée près de la bête, reçut aussi un coup de dent. Au débarquement, M. X... la prit en laisse et la conduisit chez lui, où elle fut attachée jusqu'au lendemain. Elle ne voulut ni manger ni boire. Le 18 au matin elle fut détachée et mordit le jardinier légèrement. Chassée pour ce méfait, elle s'éloigna du logis et ne rentra qu'une heure et demie après, haletante et couverte de boue, la gueule pleine d'écume. M. X... l'appela et alla l'attacher dans sa niche. Quelques minutes après, des paysans de trois villages voisins cernaient la maison, armés de fourches, de fusils, à la poursuite de la bête qui avait parcouru les trois hameaux et mordu tous les chiens qu'elle avait trouvés sur son passage. M. X... les conduisit près de la bête, qui se dressa sur ses jarrets, grimpant vers ses genoux pour lui lécher les mains. Il leur dit : vous voyez bien qu'elle n'est pas enragée. Les paysans se retirèrent satisfaits. Cependant la bête ne mangeait pas. M. X. se décida à lui faire avaler du sel, et pour cela, de ses deux mains, il écarta les deux mâchoires et versa le sel au fond de la bouche. La pauvre bête, m'a dit M. X., éprouva une contraction générale et tomba à la renverse. Il la reconduisit à la niche. Le lendemain elle mangea six guillarets, qu'il lui présenta un à un, avec la main. Dans l'après-midi, il la promena au bord de la mer, tenue en laisse, et comme elle bavait beaucoup, il prit du goëmon sur la plage pour lui essuyer la gueule à diverses reprises. Il la rentra et l'attacha. Pendant la nuit un domestique l'entendit se débattre, surtout entre onze heures et minuit, puis le silence se fit et le lendemain la bête était trouvée morte. M. Frangeul, vétérinaire, qui en fit l'autopsie, trouva l'estomac garni de terre, de paille et d'herbe roulées en bouchon. C'est un caractère réel de la rage.

C.— Lecoq, fermier de Grandchamp, s'aperçut le 14 août que depuis deux jours son chien, préposé à la garde des bestiaux, avait une voix singulière: il avait mordu plusieurs bêtes. Il attacha l'animal au coin de la grange et lui donna à boire et à manger ; ce n'est que le lendemain dans la nuit qu'il succomba. Il mordait de temps en temps des bouts de planche à sa portée, ainsi que la paille, avec une sorte de fureur. Cependant, quand quelqu'un de la ferme l'approchait, il lui prodiguait ses caresses et lui léchait les mains. Il avait mangé et bu quelques heures avant de mourir. Celui-là était bien enragé, puisque trois bêtes à cornes qu'il avait mordues ont succombé quelques jours après.

On voit par ces faits, qui concordent d'ailleurs avec un grand nombre d'autres rapportés par les auteurs, que l'approche d'un chien enragé n'est pas aussi dangereux qu'on le suppose.

Il en résulte également que si les signes qui décèlent la rage étaient connus des propriétaires de chiens, comme cela pourrait ou même devrait être, il serait toujours possible et facile de prévenir les accidents, en attachant ou enfermant les animaux qui présentent des symptômes suspects.

XIX.

Chez le cheval, la rage débute toujours par des frissons, qui se remarquent d'abord aux membres postérieurs, à la région des fesses. L'animal cesse de manger, piétine dans sa place, s'il est attaché, éprouve des bâillements et des grincements de dents. Plus tard, après quelques instants de calme, pendant lesquels la bête semble jouir de la santé, survient un soubresaut général, subit, comme s'il était le résultat d'une décharge électrique. Les lèvres et les ailes du nez sont agitées par des contractions qui leur impriment des mouvements rapides. Les yeux sont brillants, égarés, et l'animal se pose pour uriner, mais n'évacue par un mouvement convulsif qu'une faible quantité de liquide. Des bâillements et des grincements des molaires accompagnent ces symptômes. Bientôt la tête devenant lourde, s'appuie sur le bord de la mangeoire, les yeux à demi fermés laissent écouler des larmes en grosses gouttes, perlant sur les larmiers; la bête ne tarde pas à se jeter à terre, la tête sous le poitrail, à se relever, pour gratter le sol avec violence et se mordre aux arts et aux flancs, en hennissant d'une manière particulière et menaçante. Ce hennissement est aigu et très prolongé. L'animal mord la mangeoire avec furie, ou saisissant des pierres qu'il engage entre ses molaires, il les broie énergiquement. Alors le flanc est agité; des sueurs froides et partielles s'observent principalement vers le garrot et aux arts. A cet accès succède un calme de quelques minutes, après lequel se renouvelle le cortége des signes que j'ai décrits. C'est généralement pendant un accès que la mort survient.

Cependant, cette année, j'ai constaté chez une jument un cas de rage relativement très-tranquille. Mordue le 5 mars, elle me fut conduite attelée, le 14, parce que son conducteur ne pouvait plus la faire marcher. Arrêtée dans ma cour, je l'examinai avant de la dételer, et constatai, au membre antérieur gauche, un tremblement violent, tandis que la tête cherchait à s'appuyer sur le brancard du même côté. Dételée, placée dans sa stalle et vigoureusement bouchonnée, elle se mit bientôt à manger, et, comme après cinq jours d'observation, elle ne manifesta aucun signe de maladie, je la rendis au propriétaire qui la remit en service ; mais, le 30, elle fut prise de tremblements aux deux membres postérieurs, qui étaient si faibles, que la bête menaçait de tomber. Je la fis placer dans un local en liberté ; elle refusa toute nourriture ; elle plongea son museau dans un seau d'eau, à diverses reprises, mais ne put avaler une seule gorgée de liquide. Les frissons aux fesses, aux lèvres, les bâillements et les grincements de dents, avec une marche d'un pas précipité dans son box, furent les seuls signes qui me frappèrent pendant deux jours. Les yeux étaient alternativement fermés ou très-grands ouverts, et, de temps en temps, ils laissaient écouler au dehors des larmes en grosses gouttes. Vers la fin du deuxième jour, j'allai la voir, comme j'avais coutume de le faire plusieurs fois dans la journée, je la trouvai à quelques mètres en arrière de la porte, plantée sur ses quatre membres, me regardant d'un œil fixe et résolu. Voulant, comme je le faisais chaque fois, lui présenter le seau d'eau, je me retournai pour le saisir à côté de moi ; mais la bête ayant vu que j'avais laissé la porte entr'ouverte, s'élança au dehors comme une flèche : au premier tournant sur la rue, elle tomba sur le côté, se releva aussitôt, reprit le galop en ligne droite et retomba trois fois dans une distance de 100 mètres, la troisième sans pouvoir se relever. Aidé de quelques hommes, je la traînai dans une remise qu'un voisin voulut bien mettre à ma disposition ; elle y séjourna une heure dans l'attitude d'une bête paralysée, ne pouvant même pas relever sa tête étendue sur le sol. Je la sacrifiai pour débarrasser le propriétaire d'un hôte aussi incommode.

XX.

Sur les bêtes à cornes, le mal présente aussi quelques différences, selon les sujets. Sur cinq cas, une seule fois, j'ai constaté des accès de fureur se traduisant par des beuglements effrayants ; des coups de cornes sur le sol et contre le mur, avec une telle violence, que les pierres étaient ébranlées et détachées, et, qu'en une journée, les cornes étaient usées jusqu'au sang. Cet animal grattait aussi le sol avec ses pieds antérieurs et lançait loin en arrière de lui la terre détachée.

Les quatre autres cas n'ont présenté aucun signe de fureur. Chez trois, pendant trente-six heures, j'ai remarqué des ténesmes presque continuels, pendant lesquels de temps en temps étaient rendues, en petite quantité, des matières très-louables, enveloppées d'une couche légère de mucosités. Les autres symptômes ont été : inappétence complète pour les liquides et les solides ; frissons aux fesses et à la lèvre supérieure ; grincements des dents très-répétés ; larmoiement, bave abondante ; beuglements fréquents, énergiques, pour l'émission desquels les parois abdominales se soulevaient de manière à toucher la région sous-lombaire ; grande faiblesse du train postérieur, qui, d'abord, empêche la bête d'appuyer d'un côté ou de l'autre et la fait bientôt tomber sur le sol, sans qu'elle puisse se relever. Pendant tout le cours de la maladie, ces quatre animaux ont été d'une docilité complète, n'ayant jamais frappé ni menacé du pied ou de la corne.

XXI.

On suppose généralement dans le public qu'il est facile, en ouvrant le cadavre d'un chien, de déclarer s'il est mort enragé. Certes, s'il fallait énumérer les lésions attribuées à la rage par des auteurs qui ont scruté les cadavres avec la plus grande minutie, cela m'entraînerait fort loin, sans profit aucun pour l'éclaircissement de la question. En effet, il n'est pas de lésion caractéristique et constante qui autorise d'affirmer que la rage existait. Tout au plus, certains signes rapprochés des renseignements sur les derniers moments de l'animal peuvent, quand ils existent, permettre au médecin de se prononcer d'une manière affirmative.

Les lésions de l'asphyxie, mises en évidence par l'état du sang et celui des organes respiratoires, ne sauraient être rattachées exclusivement à la rage. Toutefois, on en devra tenir un certain compte, dans le cas où la mort serait survenue naturellement, puisqu'alors elles existent toujours, tandis qu'elles manquent, quand l'animal a été sacrifié dans le cours de la maladie.

L'état de la muqueuse buccale et pharyngienne peut aussi contribuer à établir une opinion probable sur la nature de l'affection ; sa turgescence, surtout aux gencives, la sécheresse de sa surface, des excoriations au voisinage des dents et sur la langue, résultant des aspérités des corps que l'animal avait saisis, ne doivent pas être négligées. L'examen du larynx permet presque toujours de constater une légère rougeur de sa muqueuse, appréciable, quand, après avoir lavé sa surface, à l'aide d'un filet d'eau, on la compare avec celle de la trachée. Je suis porté à croire que cette rougeur est d'autant plus intense, que l'animal a crié davantage pendant la maladie. Toutefois, ces lésions se remarquent aussi dans les angines.

Les organes digestifs offrent des signes d'une bien plus grande valeur : l'estomac est toujours vide de matières alimentaires, soit qu'elles aient été vomies ou digérées, soit que l'animal ait été surpris à jeun et ait refusé de manger durant sa maladie. Cet organe contient, le plus souvent, différents corps mélangés ou roulés en bouchons, tels que des poils, de la paille, de l'herbe, des débris de bois, de cuir, de papier, de la terre, des pierres. La présence de ces matières, signalées d'abord par M. Youatt, paraissent à cet auteur un signe certain de l'existence de la rage. Mais, quelquefois, elles font défaut ; en ce cas, il faut, avec soin, vérifier le canal intestinal et s'assurer si elles ne s'y seraient pas engagées. Quand on n'en rencontre pas, dit M. Youatt, c'est que l'animal les a vomies, tant il est convaincu que le chien enragé en avale toujours. Il est également convaincu que ce n'est que sous l'influence de cette horrible maladie, que le chien subit une telle aberration de l'appétit. Donc, pour lui, la présence de tels corps étrangers dans l'estomac ou l'intestin, est, je le répète, un indice certain que l'animal était enragé. Je suis très-porté à croire qu'il a raison ; car, j'ai souvent fouillé, au clos d'équarrissage, les organes digestifs de masses de chiens qui venaient d'être abattus ; jamais je n'y ai trouvé trace de ces matières. Mais il est des chiens, en petit nombre à la vérité, que je suis convaincu avoir succombé à la rage, et chez lesquels je n'ai rencontré aucune trace de ces corps, quoique je n'aie pu constater non plus les moindres indices du vomissement.

XXII.

Parlerai-je du traitement de la rage, dont la curabilité aurait exceptionnellement été constatée, suivant M. Decroix. Tout en rendant hommage aux aspirations de mon confrère, qui a fait preuve d'autant de dévouement que d'humanité, je crois dangereux, pour ce qui concerne les animaux, d'entretenir ou d'encourager une pareille espérance. Que dans quelques établissements spéciaux, on puisse se livrer à des expériences en toute sécurité, parce qu'on a les moyens de s'entourer de suffisantes précautions, soit ; mais faire entrevoir au public l'espoir de ramener à la santé un chien atteint de la rage, c'est autre chose : au nom de tous les intérêts et celui de la vérité, la rage doit encore au moins être proclamée incurable.

On cite quelques exemples de morsures faites à des hommes ou à des animaux, ayant développé la rage, bien que les auteurs de ces blessures aient plus tard continué à présenter le meilleur état de santé. En ce qui concerne les animaux, qui est-ce qui prouvera qu'avant ou après ils n'ont pas pu être mordus par un chien réellement enragé? Pour ce qui concerne les hommes, on sait, à n'en plus douter, qu'ils peuvent être atteints d'une affection en tout semblable à la rage, quant aux symptômes, mais qui en diffèrerait par sa non contagion : en effet, de même que la rage, elle serait toujours mortelle. Or, si cette affection se présente sans que le sujet ait jamais été mordu, on ne voit pas trop pourquoi elle ne pourrait pas exister en coïncidence avec une morsure antérieure. Cette manière d'interpréter les faits, jusqu'à ce que l'observation les ait mieux précisés, me paraît plus conforme à la raison que celle qui supposerait l'animal auteur de la blessure, atteint d'une rage passagère, susceptible de guérir naturellement.

XXIII.

Les moyens préservatifs de la rage sont de deux ordres : ceux qui incombent aux particuliers, ceux qui ressortissent à l'administration.

Les particuliers sont toujours responsables devant la loi civile, et quand ils ont à se reprocher leur négligence, devant leur conscience et la loi pénale du préjudice porté à autrui, par le fait des animaux dont ils sont propriétaires.

Cette double responsabilité leur impose le devoir de veiller à leur propriété, pour le dommage qu'elle peut commettre, aussi bien qu'ils prennent soin de sa propre conservation. Sous ce rapport, on est en général égoïste ou au moins négligent : on estime les choses pour le profit qu'elles apportent, mais on se soucie moins de prendre la peine de les empêcher de nuire à son prochain.

Toutefois, dans le cas qui nous occupe, *l'inscience,* pour me servir de l'expression de M. Bouley, rajeunie de Montaigne, est plus coupable que la mauvaise intention. En effet, si les propriétaires de chiens savaient de la rage ce qu'ils n'en devraient pas ignorer, ils seraient assurément plus empressés de contribuer d'une manière très efficace à empêcher sa propagation.

Pour cela qu'ont-ils à faire ? Le voici :

Veiller à leurs animaux, en s'assurant chaque jour de leur état. Au cas où ils se seraient rendus coupables d'une escapade trop prolongée, les séquestrer au retour pour les empêcher de la renouveler et être en position de bien les observer.

Quand le moindre des signes attribués à la rage s'observe chez un animal, l'attacher ou l'enfermer jusqu'à ce qu'un homme de l'art ait pu juger le cas, ou que le retour à la santé ne laisse plus le moindre doute à la prudence du bon sens. Les propriétaires devraient sans cesse avoir présente à la pensée la crainte de la rage, quand apparaît un changement dans les habitudes du chien : si cette crainte est bientôt dissipée par le retour à la santé ou la constatation d'une autre maladie, c'est au mieux ; mais ce ne devrait jamais être l'occasion de critiquer un pareil conseil ou de regretter d'avoir pris un pareil soin. C'est pourtant ce qui arrive presque toujours ; qui, en effet, n'a été témoin de l'incrédulité et du mauvais vouloir avec lesquels certaines personnes accueillent la proposition d'une mesure de simple prudence ? Les unes se retranchent derrière leur affection pour leur animal, auquel elles ne veulent enlever aucune de ses aises ; les autres lui opposent des prévisions optimistes, qui heureusement leur donnent presque toujours raison, et discutent avec une superbe assurance l'impossibilité de l'apparition de la rage : nous nous souvenons, ajoutent-elles, de pareilles circonstances où MM. tels et tels ont pris de pareilles précautions sans que l'événement les ait le moins du monde justifiées. Ces sceptiques ne veulent pas comprendre le bénéfice qui résulterait de ces mesures, quand même elles n'auraient été utiles que quatre ou cinq fois sur cent. S'ils réfléchissaient à la responsabilité qu'ils encourent ? mais ils ont saisi l'occasion de parodier la science, parce que ne sachant pas, elle doute : cela les satisfait.

XXIV.

Mais dans le cas d'une morsure rabique ou suspecte de l'être, le devoir s'agrandit : le propriétaire, sous peine de devenir coupable, doit sacrifier l'animal ou bien employer les mesures appropriées à la neutralisation du virus et en outre séquestrer le blessé pendant un temps à déterminer.

1° L'occision des animaux victimes de morsures rabiques ou suspectes de l'être, est une mesure sage, que tous les esprits sérieux et fermes adoptent d'emblée, à moins qu'il ne s'agisse d'un animal de valeur ou d'affection, pour lequel ils sont prêts à s'imposer les sacrifices nécessaires. Jusque-là pas de difficulté; mais combien sont rares les esprits sérieux et fermes? Au contraire, combien rencontre-t-on de personnes timorées au seul mot de rage, mais indécises et qui ne peuvent se déterminer à sacrifier à une telle impression ni la vie de leur cher Loulou, ni les frais que doit entraîner sa séquestration? Elles voudraient tout concilier : conjuration du danger, conservation de leur ami, économie de toute dépense. Avec de tels petits esprits, il faut absolument l'intervention administrative, heureuse quand elle peut efficacement intervenir.

2° La neutralisation du virus est une question encore sujette à controverse; car on ne sait pas comment il se comporte une fois déposé dans les tissus, s'il est absorbé, en combien de temps, et quelle est sa marche dans l'intérieur de l'économie. Mais comment constater l'existence matérielle d'une chose insaisissable? On en est, à l'égard du virus, réduit à raisonner par analogie. Or, on sait, cela a été surtout confirmé, il y a peu d'années par les belles expériences de M. Colin, qu'il suffit de quelques minutes pour qu'un sel déposé dans les mailles du tissu cellulaire, soit absorbé et transporté loin de là, au moyen des lymphatiques et des veines. D'un autre côté, il résulte des expériences de Renault que la cautérisation du tissu sur lequel avait été inoculé le virus claveleux, pratiquée cinq minutes après l'inoculation, n'empêchait pas le développement de boutons claveleux, dont la matière était inoculable avec succès. Entre les mains du même expérimentateur, le virus morveux a développé la morve, bien qu'une heure après l'inoculation, la peau et du tissu cellulaire sous-jacent eussent été excisés au-delà de l'insertion du virus et que la plaie eût été cautérisée avec le fer chauffé à blanc.

Des expériences identiques restent à faire relativement au virus rabique. Toutefois, dans le compte-rendu des travaux de l'école d'Alfort pour l'année scolaire 1851-1852, il est dit que M. Renault « a constaté ce fait, qui n'est pas nouveau assu- » rément, que jusqu'à présent aucun des nombreux animaux, » dont les plaies résultant de morsures et d'inoculations ont » été cautérisées à fond, dans les vingt-quatre heures qui ont » suivi l'inoculation ou la morsure, n'a contracté la rage. » Cependant M. Duluc rapporte qu'une jument ayant été mordue sous les yeux de son conducteur, à la lèvre supérieure, par un chien enragé, et prévenu immédiatement, il se rendit près de la bête. Il constata, après avoir coupé les poils avec soin, deux petites entailles, l'une à la surface interne, l'autre à la surface externe. Pendant que des tiges de fer chauffaient, il comprima les bords des blessures pour en faire jaillir le sang et fit des lotions d'eau fortement vinaigrée. Puis il les cautérisa avec le fer chauffé à blanc, en traversant la lèvre de part en part, et détruisant le tissu au-delà de la partie atteinte par la salive. Cette cautérisation, pratiquée environ trois quarts d'heure après la morsure, n'empêcha pas la rage d'apparaître le vingt-cinquième jour avec un caractère qui s'observe quelquefois, mais rarement, surtout au degré où ce vétérinaire le constata. Le premier signe du mal consista en un engorgement sur le point de la blessure, dont la consistance tenait le milieu entre celles de l'œdème et de l'induration. La pression franche n'y déterminait aucune sensation de douleur ; mais il était le siége d'un prurit violent, qui portait la bête d'une manière irrésistible à se gratter contre les corps à sa portée. Quoique cette observation, rapportée avec soin, semble contredire celle de Renault, dont l'exposé est inédit, je crois, la cautérisation n'en doit pas moins être considérée comme le moyen le plus efficace de neutralisation du virus, surtout quand elle est pratiquée le plus tôt possible après la morsure. En tout cas il serait désirable que ce point pût être éclairci par des expériences suffisantes, afin de pouvoir donner pleine sécurité aux blessés qui auraient eu recours à ce moyen en temps opportun, ou de s'appuyer sur son inefficacité pour fixer l'attention sur l'importance des mesures préventives à observer à l'égard des chiens. En attendant, la prudence conseille de recourir aux hommes de l'art aussitôt après une morsure suspecte de virulence et de s'armer de courage pour supporter la douleur d'une profonde et large cautérisation.

Mais le temps qui s'écoule entre la morsure et l'arrivée du médecin ne doit pas être dépensé dans l'inaction : on doit presser fortement les bords des blessures et les faire saigner le plus possible ; les laver avec de l'eau salée et vinaigrée. Une manière rationnelle d'utiliser en les combinant, ces deux moyens, consiste à placer la blessure au-dessous d'un filet de l'eau composée et d'exercer la pression pendant cette irrigation.

Parlerai-je des médications, au nombre desquelles il en est qui ont obtenu le patronage de célèbres médecins ? Le temps semble avoir fait justice de l'importance qui leur a été attribuée. Il n'en est parmi elles aucune qui mérite d'être particulièrement recommandée. Leur efficacité est peut-être en raison directe de la confiance qu'elles inspirent, non pas au médecin, mais au malade lui-même. Sous ce rapport, elles ont droit à quelque respect, quand même cette efficacité se bornerait à procurer une plus ou moins complète sécurité pendant la période d'incubation, ou mieux la période des cruelles angoisses. Comme les animaux ont été jugés indignes par le Créateur d'éprouver les épreuves de telles appréhensions, il va sans dire que pour rester dans la logique de mes appréciations, je me borne, en ce qui les concerne, à conseiller l'emploi des moyens dont l'action locale semble être sanctionnée par l'expérience.

Que certaines personnes les soumettent, comme elles se soumettent elles-mêmes, à l'épreuve de moyens empiriques, conservés par des ignorants, qui les ont reçus de plus ignorants encore, il n'y a rien à redire, puisqu'ici c'est la foi qui agit et que la foi ne se discute pas. Toutefois, j'aimerais mieux être d'un monde dont chaque individualité, supputant scientifiquement les chances qui lui restent entre la vie et la mort, attendrait courageusement, après avoir réglé ses comptes de conscience, la solution de sa destinée; car, en ce cas, je ne sais trop laquelle des deux ignorances, celle de l'empirique ou celle du malade, est la plus coupable ou du moins le plus à blâmer.

3° Mais il ne suffit pas, après une morsure rabique, d'avoir cautérisé, avant les vingt-quatre heures, la blessure, pour que toute prévision de danger ait été écartée. Le propriétaire de l'animal doit en outre le séquestrer au moins pendant soixante jours: le mal, il est vrai, se déclare quelquefois après une incubation plus prolongée ; mais, outre que ce cas est très-rare, il faut bien reconnaître que celui qui s'est soumis à cette mesure, offre des garanties sérieuses d'une active surveillance pour son animal, qui en ce cas ne devrait pas être laissé en vagabondage sur la voie publique, mais être soumis à une semi-séquestration au moins pendant deux mois nouveaux.

Pour que la séquestration soit efficace, il faut de toute nécessité que l'animal soit attaché ou enfermé dans un lieu d'où il ne puisse s'échapper et où ne puisse pénétrer aucun animal étranger. Il va de source que les personnes chargées de le soigner en devront toujours approcher avec précaution et que son accès sera impossible à celles qui ne connaîtraient pas sa situation.

J'appellerais semi-séquestration la précaution qui consisterait à maintenir l'animal dans la situation précédente, à moins d'être accompagné de son maître, à la chasse ou dans une promenade momentanée.

XXV.

Lorsqu'un animal enragé que personne ne connaît s'est échappé et qu'il erre sur la voie publique, on a généralement le tort de le poursuivre en criant et le menaçant de coups ; l'animal effrayé s'élance devant lui, ne sachant où il va, mais se sauvant de toutes ses forces. Il se jette vers ce qu'il rencontre sur son passage et mord ceux qui s'opposent à sa fuite.

J'ai la conviction qu'il y aurait avantage à ne pas poursuivre, ni effrayer l'animal. En effet, sous l'influence de ces excitations, le chien a des accès plus fréquents; de plus, au lieu de se blottir dans un coin où il mourrait souvent si on ne l'en délogeait pas, il parcourt de grandes surfaces, arrive dans des rues ou des villages sans y être signalé, et multiplie ainsi les moyens de propagation de la rage.

Dans de telles circonstances, les timides devraient rentrer chez eux et s'y enfermer en silence. Les courageux, au contraire, en rendant confiance à l'animal, devraient essayer de ralentir ou d'arrêter sa marche, soit pour s'en emparer quand ses menaces ne s'y opposeraient pas (assurément c'est ce qui arriverait le plus souvent, car le chien enragé ne mord en général que quand il est excité); soit pour donner le temps de préparer une arme à l'aide de laquelle il serait facile de le mettre à mort. Je sais qu'il est difficile de commander aux masses un accord efficace pour obtenir un tel résultat ; aussi est-ce dans le but de les éclairer sur ce qui devrait être que j'exprime ce vœu, plutôt que dans l'espoir de le voir mettre en pratique, au moins de bien longtemps.

XXVI.

Il incombe à l'administration, toutes les fois que l'initiative privée néglige de prendre soin de la chose qui lui appartient, d'arrêter les mesures efficaces pour prévenir les inconvénients de cette négligence, au point de vue de l'intérêt public.

Le premier abus qui frappe l'œil de l'observateur, c'est le grand nombre de chiens qui errent dans les rues des grandes villes à l'état de vagabondage.

J'ai appris et je ne sais dans quelque proportion cela est vrai, que quand un habitant de la campagne était fatigué de posséder un chien, il le faisait conduire à la ville où il l'égarait pour ne plus le revoir.

Je serais tenté de croire que ce moyen contribue à entretenir la population des chiens errants ; car malgré les razzias que l'on en fait à Nantes, toutes les semaines, depuis fort longtemps, le nombre de ceux qu'on livre chaque mois à l'équarrissage n'est guère moindre qu'au commencement de la mise en action de cette mesure.

Depuis le 1er septembre jusqu'au 31 décembre, l'équarrissage de Nantes a reçu :

Provenant	de la fourrière.........	240 chiens	63 chiennes
—	de la répurgation......	63 —	21 —
—	de chez les propriétaires.	57 —	21 —
	Totaux.................	360 chiens	105 chiennes

Il serait désirable à tous les points de vue que l'accès de la rue ne fût jamais permis aux chiens, à moins d'être accompagnés de leurs maîtres qui devraient les surveiller et seraient d'ailleurs toujours responsables de leurs méfaits.

La sécurité et la morale publiques y gagneraient ; car, outre que ces animaux sont souvent les acteurs d'un spectacle peu édifiant, en s'attaquant aux chevaux qu'ils épouvantent, ou épouvantés eux-mêmes, en se jetant violemment dans les jambes des passants, ils sont la cause d'accidents assez fréquents.

Mais, au point de vue de la rage, l'état de vagabondage de ces animaux, quand la maladie doit les atteindre, la rend beaucoup plus dangereuse, puisque l'animal non surveillé se trouve dans les conditions les plus favorables pour la communiquer à ses compagnons.

Par ces motifs, je pense qu'il serait sage de poursuivre activement les chiens errants, en s'en emparant avec certaines précautions, de manière à ne pas blesser la sensibilité des passants et en les plaçant, pour les conduire à la fourrière, dans une voiture fermée, à l'abri de la vue du public.

Serait seul considéré comme chien errant ou vagabond, celui qui serait abandonné sur la voie publique et celui qui n'y serait pas accompagné, quoique n'y apparaissant qu'accidentellement.

De la sorte, le chien rencontré sur la voie publique accompagnant une personne qui s'en déclarerait propriétaire, devrait être respecté.

Tous les chiens déposés à la fourrière seraient livrés à l'équarrissage après un séjour de quarante-huit-heures, s'ils n'avaient été réclamés par leurs propriétaires. Dans ce cas, ceux-ci seraient tenus d'acquitter une rétribution sous forme d'amende ou de frais, laquelle serait probablement suffisante pour couvrir la dépense des municipalités pour ce service.

XXVII.

On dit bien que le chien payant l'impôt devrait avoir le droit de vivre et de circuler sous la responsabilité de son propriétaire. On ajoute, pour prévenir l'éludation de cette dernière, que le chien devrait être muni d'un collier indiquant le nom et la demeure de son maître. Certes, une telle précaution, si elle était acceptée, exécutée par tout le monde, aurait des avantages incontestables. En effet, le chien ayant préjudicié à des tiers, s'il indiquait l'adresse de son propriétaire, deviendrait une excellente pièce de conviction dans l'action qui serait intentée par les victimes. En outre, ce collier, si cela ne devait pas être une difficulté insurmontable, pourrait chaque année recevoir l'estampille administrative constatant que les droits qui atteignent le chien qui le porte ont été acquittés.

Mais l'adresse du propriétaire, mentionnée au col de son chien, ne devrait en rien diminuer les droits de l'administration tels qu'ils ont été définis plus haut. Qu'importe en effet qu'un chien échappé soit ou ne soit pas muni d'un collier, au point de vue de la rage dont il peut être atteint ou qu'il peut contracter par un défaut de surveillance ? L'obligation du collier serait donc une chose désirable ; mais elle ne devrait en tout cas atténuer en rien l'application des mesures indiquées à l'égard des chiens errants : tout au plus le chien ramassé ne devrait être abattu, s'il portait un collier avec l'adresse de son maître, qu'après que ce dernier aurait été informé de la situation de son animal.

D'ailleurs, le collier obligatoire devrait être une mesure générale pour toute la France, qui exigerait probablement la sanction législative. Il y a lieu de pressentir qu'il serait difficile de convaincre le gouvernement d'une telle utilité ; d'autant plus qu'il y aurait à craindre de la part des propriétaires une certaine résistance que l'administration aurait mille peines à surmonter.

On sait du reste combien les chiens sont faciles à prendre. Or, il arrive souvent que tel qui était pourvu d'un beau collier en sortant, est tout nu quand il rentre : le malheureux a été victime d'un larcin. Si tous les chiens errants ou échappés étaient porteurs d'un pareil objet de convoitise, on peut être certain qu'il existerait des filous exercés, pour lesquels un cadenas ou une serrure ne seraient pas un obstacle et qui trouveraient même le moyen de triompher d'une solide rivure.

En somme, je le répète, bien que l'usage du collier doive être considéré comme un avantage qui ne présente aucun inconvénient, la difficulté de le faire accepter par les propriétaires, d'une part, et les obstacles que les agents de l'administration rencontreraient pour le faire exécuter, d'autre part, sont des motifs suffisants qui me portent à ne pas le recommander.

XXVIII.

J'espère bien qu'il n'est aucunement besoin de présenter quelques considérations contre une mesure autrefois en vigueur à Nantes, mais qui, Dieu merci, est abandonnée depuis longtemps : je veux parler de boulettes empoisonnées semées dans les rues. L'hygiène publique d'abord, l'économie administrative ensuite, proscrivent un pareil moyen, puisque sans atteindre le but, il peut devenir une cause d'accidents graves, peut-être d'actes criminels, et qu'en tout cas il révolte la conscience publique, quand pour frapper un coupable il atteint un innocent.

XXIX.

L'obligation de la muselière, qui résulte des arrêtés de beaucoup de municipalités, devrait être rapportée, parce que je la crois non-seulement inutile, mais encore mauvaise.

A. — Elle est inutile : en effet, sur cent, il n'en est pas une qui empêche le chien de mordre; la police sera toujours impuissante à obtenir des particuliers qu'ils substituent aux semblants de muselière actuels des appareils efficaces, quoiqu'il en existe qui aient été confectionnés dans ce but, tout en laissant à l'animal la liberté de remuer ses mâchoires.

En général, il est difficile d'imposer à l'opinion publique ce qu'elle repousse. Or, il n'est pas un propriétaire de chiens qui ne proteste de toutes les façons contre l'obligation de les museler : aussi, malgré les arrêtés qui prescrivent cette mesure, la majorité de ces animaux qu'on rencontre dans les rues, sont-ils exempts de cet instrument gênant.

Ceux qui en sont munis ne les supportent que sous l'influence du dressage ; car s'ils éprouvaient le désir de s'en débarrasser, ce serait l'affaire d'un instant.

Or, sous l'influence d'un accès de rage, le bon sens indique que le chien ne le garderait pas longtemps.

Mais il faut bien que l'animal soit démuselé au moins deux ou trois fois par jour : comment supposer que la personne préposée à ce soin sera toujours assez ponctuelle, pour remettre l'instrument au chien, chaque fois qu'il devra recouvrer sa liberté ?

B. — Cette mesure est mauvaise : qui ne reconnaît que l'approche d'un chien qui laisse voir une courroie au-dessous des yeux, ne doive inspirer aux personnes une sécurité trompeuse? Bien trompeuse, en effet; car, ces courroies, croisées sous la gorge, et posées en 8 de chiffre sur le nez et sur le col, n'empêchent l'animal ni de manger, ni de boire, ni de mordre.

Ces courroies ou une muselière mieux confectionnée, même efficace, doivent être ôtées et remises plusieurs fois par jour au chien. C'est là une opération à laquelle il se prête de bonne grâce, quand il est docile et de bonne humeur, mais contre laquelle il pourra malheureusement protester, quand, d'un naturel hargneux, les premières atteintes de la rage exciteront son mauvais instinct.

A-t-on réfléchi au danger auquel cette mesure expose les personnes chargées de le museler et de le démuseler ? En supposant que tous les chiens fussent exactement pourvus de la muselière, ce qui, du reste, est impossible à obtenir, qu'on suppute le péril couru par les hommes préposés à la manœuvre de l'instrument, chez ceux qui enragent journellement?

Le meilleur appui sur lequel cette mesure ait pu s'étayer, a été la note présentée par Renault à l'Académie des sciences, le 21 avril 1862. Cette note faisait connaître, d'après les renseignements fournis à l'auteur par MM. Muller et Gurlt, professeurs à l'école vétérinaire de Berlin, que le nombre des cas de rage observés à cette école de 1845 à 1853 était de 278. Mais, à partir de 1854, le musellement des chiens de Berlin fut prescrit et obtenu, et il résulte des documents que Renault se procura près de la police de cette capitale, qui, à partir de l'application de la mesure, centralisait dans un service spécial tout ce qui était relatif à la rage, il en résulte, dis-je, que de 1854 à 1856, on n'avait constaté que six cas de rage, et que de 1857 à 1861, pas un seul ne s'était montré.

De tels faits, appuyés de l'autorité de Renault, qui, lui-même, les avait recueillis à Berlin, étaient bien de nature à produire sur l'administration une profonde impression.

Elle voulut savoir au vrai le crédit qu'ils méritaient : l'ambassadeur français à Berlin fut chargé par le Ministre des affaires étrangères de lui faire connaître les moyens employés en Prusse pour combattre la propagation de la rage et les résultats qu'ils avaient donnés. La réponse de ce diplomate peut se résumer ainsi : Le musellement est exigé chez les chiens circulant dans les rues de Berlin, à moins qu'ils ne soient tenus en laisse ou dans l'intérieur des voitures et omnibus et sur les charrettes et charriots. Dans les hôtels, cabarets, boutiques, magasins, jardins et autres lieux ouverts au public, les chiens ne sont pas muselés. A Charlottembourg, qui est comme un faubourg de la ville, la mesure n'est pas appliquée et les chiens y circulent librement. Au surplus, la construction vicieuse des muselières prescrites par la police de Berlin est loin d'empêcher les chiens de mordre. Enfin, l'opinion générale des professeurs de l'école vétérinaire de Berlin est que le musellement n'est pour rien dans la disparition de la rage. Ils s'accordent à considérer la rage comme une épizootie qui n'apparaît que de loin en loin et ils affirment qu'elle avait disparu avant que le musellement ne fût prescrit, et que, par une singulière coïncidence, on a eu, le lendemain de la mise en vigueur de cette mesure, plusieurs cas de rage à constater.

Comme on le voit, l'opinion des Berlinois est loin d'être conforme à celle de Renault, dont l'esprit aussi sagace qu'exact, connu du monde savant, était hautement apprécié. Je ne sais s'il fut à même de pressentir l'opinion des professeurs de l'école de Berlin sur la part attribuée au musellement, sur la disparition de la rage : en tout cas, il n'en dit pas un mot. Mais, passionné pour l'application de cette mesure, il s'est laissé aller vers la pente à laquelle il est bien difficile de résister, en s'emparant de deux faits, dont le rapprochement est fort entraînant, savoir : les renseignements des professeurs, énonçant un très-grand nombre de cas de rage, pendant une période dans laquelle le musellement n'était pas appliqué, et le rapport de police indiquant la disparition de la maladie pendant une égale période dans laquelle on a recouru à cette mesure.

Or, les professeurs de Berlin déclarent que la rage avait déjà cessé, quand le musellement fut décidé; de plus, il résulte de leur langage qu'avant le règne de l'épizootie, il aurait été possible de constater de longues années, sans des cas de rage, en l'absence de l'obligation de museler les chiens.

En résumé, bien que je n'ajoute aucune foi à l'opinion qui prétend que la muselière, en contrariant les animaux, peut les rendre enragés, je suis porté à croire que cette mesure n'a jamais prévenu un seul cas de rage. Aussi, suis-je convaincu qu'il n'y a aucun inconvénient à la supprimer. Au point de vue administratif, une pareille décision aurait des avantages réels; car il n'y a rien de plus choquant que de voir une prescription inobservée ou éludée, au mépris des exhortations des agents chargés d'en surveiller l'exécution.

XXX.

Quand l'administration est informée qu'un chien a été victime d'une morsure suspecte, il est de son devoir d'exiger du propriétaire, ou qu'il sacrifie l'animal, ou qu'il le soumette à une séquestration efficace, c'est-à-dire suivant les conditions déjà indiquées de durée et de convenable état des lieux.

Il serait désirable que, dans les grands centres au moins, il existât, comme à Paris, Lyon et Toulouse, par leurs écoles vétérinaires, des infirmeries canines, dont quelques places devraient être aménagées, pour obtenir le parfait isolement des animaux. Alors, le plus souvent, les propriétaires auraient un avantage réel, moyennant une rétribution raisonnable, à se décharger du soin d'une séquestration prolongée; l'administration, d'un autre côté, serait certaine que, dans ces circonstances, les prescriptions légales seraient exactement observées.

A défaut de l'initiative privée, peut-être y aurait-il lieu de la part des municipalités à provoquer l'installation de pareils établissements, à l'aide de primes ou de subventions.

Mais, dans l'état habituel des choses, les agents de l'autorité doivent veiller avec une attention spéciale à ce que les chiens suspects soient attachés dans un lieu clos, d'où ils ne puissent s'échapper et dans lequel d'autres animaux ne puissent jamais pénétrer.

Par des visites fréquentes pendant la durée fixée pour le séquestre, ils s'assureront que les propriétaires n'apportent aucune négligence dans l'observation des mesures prescrites.

La loi pénale, d'ailleurs, pourrait être invoquée contre les récalcitrants et les rebelles. Les articles 459, 460 et 461 du Code pénal punissent les infractions aux règles hygiéniques, dans les cas de maladies contagieuses, de la prison et de l'amende, dont le degré varie, pour la première, de six jours à cinq ans, et, pour la seconde, de 16 fr. à 1,000 fr.

L'article 459 oblige le détenteur d'un animal suspect à le déclarer au Maire, dans les communes rurales, ou au commissaire de police là où il en existe, afin que, par leurs agents, ces magistrats puissent s'assurer que les mesures d'isolement sont exactement appliquées. L'oubli d'une telle déclaration est puni d'un emprisonnement de six jours à deux mois et d'une amende de 16 à 200 fr.

L'article 460 punit d'un emprisonnement de deux mois à six mois et d'une amende de 100 fr. à 500 fr., ceux qui, au mépris des défenses de l'administration, auront laissé leurs animaux infectés communiquer avec d'autres.

L'article 461 élève la peine du précédent à un emprisonnement de deux ans à cinq ans et à une amende de 100 fr. à 1,000 fr., si, de la communication mentionnée, il est résulté une contagion parmi les autres animaux.

Ces peines graves peuvent être atténuées par l'application de l'article 463, mais il faut pour cela que le préjudice causé n'excède pas 25 fr., et que les circonstances paraissent atténuantes aux magistrats judiciaires.

Ainsi qu'on le voit, la répression est armée d'un puissant

arsenal. Bien qu'en général le ministère public soit sobre de l'usage qu'il en fait, en raison peut-être des peines excessives qu'il édicte, les particuliers n'en doivent pas moins s'en tenir sur leurs gardes : tout au moins ils devraient montrer un peu plus d'empressement à obtempérer aux injonctions légales de l'administration.

C'est surtout contre les personnes, dont le chien suspect s'échappe, faute de surveillance, quand la rage se déclare, que ces mesures pénales devraient être invoquées. En vérité, s'il est toujours douloureux de punir des personnes honorables, coupables de négligence sans mauvaise intention, il faut bien reconnaître que, pour beaucoup d'entre elles, quelques exemples d'une application rigoureuse de la loi, deviendraient un stimulant efficace pour sa meilleure observation.

XXXI.

Quoi qu'il en soit, lorsqu'un chien enragé est signalé sur la voie publique, les agents de la police devraient avoir pour instruction d'empêcher, autant qu'il serait en leur pouvoir, que l'animal fût poursuivi et pourchassé. Au contraire, il y aurait avantage à écarter de lui les personnes, de manière à ne pas l'épouvanter et à pouvoir s'en saisir, en prenant des précautions, ou à préparer les moyens de le détruire avec sûreté.

Je connais un exemple où ce moyen a été couronné de plein succès : un chien de berger, de forte taille, après avoir parcouru des communes voisines de Nantes et quelques quartiers de la ville, épouvanté par les cris et les menaces de la population, s'était réfugié dans un confessionnal de l'église de Saint-Louis, d'où il fut aussitôt chassé, on le pense bien. Bientôt il apparaissait vers le milieu d'une rue où il fut signalé à un sergent de ville. Celui-ci ayant arrêté les poursuites de l'animal s'en approcha franchement et put attacher au collier dont il était muni, le milieu d'une longue corde dont les deux bouts tenus par deux hommes, en sens inverse, mettaient l'animal dans l'impossibilité de nuire. Il fut conduit chez moi : je le plaçai en lieu sûr et pus me convaincre, en l'observant jusqu'à sa mort, qu'il était atteint de la rage furieuse au plus haut degré.

Je signalai avec empressement le courage, le sang-froid et la prudence à la fois de l'agent, à M. le commissaire central, en lui faisant part de l'avantage qu'il y aurait, pour le public, à en agir toujours ainsi, en semblable occasion.

XXXII.

Qu'il me soit permis, en terminant, d'insister, en y revenant, sur l'importance d'une surveillance incessante des chiens par leurs propriétaires. Il est si facile à ces derniers d'isoler l'animal, quand il s'opère quelque changement dans ses habitudes, jusqu'à ce que l'homme de l'art ait été appelé, ou que la santé soit revenue, qu'on ne comprendrait pas qu'une personne, appréciant l'importance d'une précaution aussi simple, s'exposât à une bien grave responsabilité.

J'ai la conviction que c'est là le meilleur moyen préservatif de la rage.

Ce moyen devrait être vulgarisé par les conseils des hommes en position de les donner et par des instructions administratives, affichées sur les édifices publics et renouvelées au moins tous les ans.

Extrait du *Journal de Médecine de l'Ouest.*

Nantes, Imp de Mme ve C. Mellinet, place du Pilori, 5.

www.ingramcontent.com/pod-product-compliance
Ingram Content Group UK Ltd.
Pitfield, Milton Keynes, MK11 3LW, UK
UKHW020954180726
13838UKWH00003B/1316

9 782329 417103